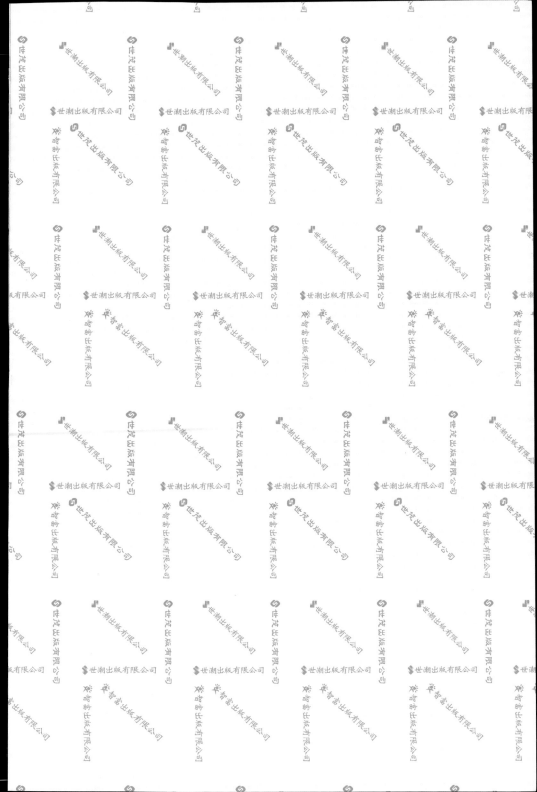

※本書原名《糖尿病自我控制秘訣 66》，現易名為《輕鬆駕馭糖尿病：血糖控制不卡關，你就是自己的控糖好幫手》」

前言

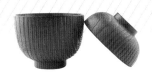

　　隨著物質生活水準的不斷提高，在人們習慣享受美食卻沒時間運動的情況下，糖尿病似乎離人們愈來愈近，成為健康的一大隱憂，甚至已成為台灣人健康的第三大殺手。因此，無論醫學界還是個人都愈來愈關注糖尿病。當然，對糖尿病的認識也是不斷發展的。

　　一旦罹患糖尿病，許多人都會認為是不治之症而感到恐慌。其實，在一般情況下，糖尿病患者只要平常能嚴格注意合理的飲食，保持良好的生活習慣，並加以適當的運動，就可以維持病情穩定。但如果不小心引起併發症，將會對生活產生十分嚴重的影響和衝擊。

　　因此，本書就將從認識糖尿病開始，詳細介紹關於糖尿病的病理原因、飲食原則、日常保健重點以及目前醫界常用的治療方式，幫助糖尿病患者及親友建立對糖尿病正確的認知和觀念。在患病之前能有效預防，即使不幸罹患了，也能透過自身的健康管理，以及家人的幫助，與糖尿病和平共處。

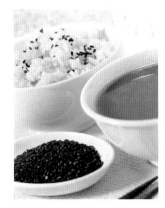

　　只要有充分的認識和完善的生活照護，糖尿病一點也不可怕，甚至，你還能克服糖尿病，重拾健康的人生。

糖尿病
自我控制祕訣66

第二章

吃對食物輕鬆應付糖尿病　　49

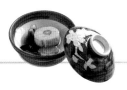

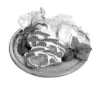
第三章

糖尿病的
日常生活保養祕訣　　87

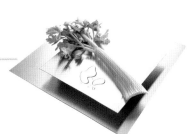

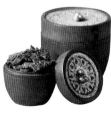

CONTENTS

糖尿病的
特性和治療

什麼是
糖尿病？

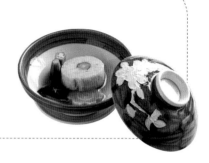

糖尿病（Diabetes Mellitus, DM）是一種多病因的代謝疾病，當我們吃進食物後，食物會被腸胃消化分解，產生葡萄糖，醣類要被身體吸收成為能量，就必須依靠胰島素的作用。當人體內的胰島素（Insulin）分泌不足或作用有缺陷時，對葡萄糖的利用率就會下降，或完全無法利用，而伴隨著慢性高血糖，並引起醣類、脂肪和蛋白質代謝紊亂。

血液中所含的葡萄糖稱為血糖。正常人的血糖濃度相對穩定，飯後血糖會暫時升高，但不超過 180mg/dl，空腹血糖濃度比較恆定，正常為 70 ～ 110mg/dl（3.9 ～ 6.1mmol/L），

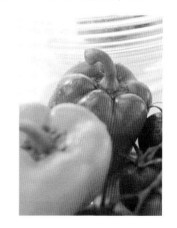

兩種單位的換算方法為： 1mg/dl=0.0555mmol/L 。

　　當血液中的葡萄糖無法充分被腎臟代謝時，便會隨著尿液排出，因此稱為「糖尿病」。

血糖為什麼會升高？

　　人體在對食物進行一系列的消化吸收後，碳水化合物等會被分解成葡萄糖進入血液，形成並升高血糖。正常情況下，血糖會維持在一個穩定的範圍內，而對血糖具有主要調節功能的就是胰島素。

　　人體的胰腺中有一部分被叫做胰島，有分泌胰島素的

 糖尿病名稱的由來

　　糖尿病是個古老的疾病。早在公元前四百年，我國最早的醫書《黃帝內經素問》及《靈樞》中，就出現過「消渴症」這一病名。

　　漢代名醫張仲景所著《金匱要略》中的消渴篇，對糖尿病會有的「三多」症狀也有記載。唐朝初年，著名的醫學家甄立言首先指出，消渴症患者的小便是甜的。

　　世界上最早確認和治療糖尿病即是在中國的唐代。名醫王燾因其父經常口渴難忍，飲水量大增，身上多癤瘡，小便帶水果的甜味，很像名醫甄立言《古今錄驗方》一書中指出的：「消渴症者小便似麩片甜。」於是他親口嘗父親的小便，果然是甜的，便針對消渴症制定了治療方案，輔以飲食調整，使其父的病情得到控制。

糖尿病的

功能，血糖升高後就會刺激胰島分泌胰島素，促使我們進食後所升高的血糖能夠被代謝利用，從而控制血糖在正常範圍內。

但由於種種原因，使得胰島的分泌功能不足或胰島素的作用減弱，血糖就不能正常代謝，而長時間超過正常範圍。人體自身如果無法恢復這種異常，就會發生糖尿病。

糖尿病是因為糖吃多了嗎？

正常人的血糖之所以能保持在正常範圍，是因為有充足的胰島素進行調節。糖尿病患者因體

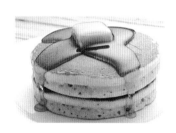

 尿液是怎樣形成的？

尿液的生成分為原尿和終尿兩個階段。原尿是指腎小球濾過液，其成分和血液幾乎相同。

一般正常成年人的腎臟，一天可形成原尿約一百八十公升，等於一分鐘一百二十五毫升。原尿經過腎小管各段和集合小管後，絕大部分的水、營養物質和無機鹽等又被重新吸收進入血液，部分離子也在此進行交換；小管上皮細胞還分泌排出部分代謝產物。

接著，濾液又進一步濃縮，最後形成終尿，經由膀胱排出，也就是我們所稱的尿液。其量約為每天一～二公升，僅占腎小球過濾液的百分之一左右。

內的胰島素相對或絕對不足，影響了對葡萄糖的調節，才會出現血糖增高的現象，所以，患糖尿病是因為糖吃多了的說法並不正確。不過，糖尿病患者最好還是盡量避免吃過多的甜食。

目前認為糖尿病的發生與遺傳、環境、免疫系統等多方面的因素有關。據文獻指出，高碳水化合物的飲食習慣與糖尿病的發生並無明顯關聯，而且高碳水化合物飲食者糖尿病的發病率並不比高蛋白質飲食者來得高。不過，若是因食用過多單醣類的食物而引起肥胖，是會誘發糖尿病的。

糖尿病在臨床上分為哪些類型？

簡單的說，糖尿病可以分為：

⊙ 第一型糖尿病（IDDM，也稱「胰島素依賴型糖尿病」）。

因胰島 β 細胞被破壞，導致胰島素絕對性缺乏。又可分為：

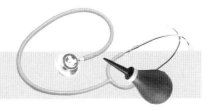

糖尿病的
特性和治療

  ◎ 自身免疫性：急性發病與慢性發病
  ◎ 特發性

⊙ 第二型糖尿病（NIDDM，也稱「非胰島素依賴型糖尿病」）。

主要原因為：
  ◎ 胰島素抵抗為主，伴隨胰島素相對性缺乏。
  ◎ 胰島素分泌缺陷為主，伴隨胰島素抵抗。
另外還有特異型糖尿病和妊娠期糖尿病等。

如何區別第一型糖尿病和第二型糖尿病？

　　糖尿病是由於胰島素分泌不足或胰島素的作用缺陷所致，因此胰島素在糖尿病的發病過程中，扮演著非常重要的角色。但是，因為糖尿病患者的胰島素分泌可能不足，也可能正常甚至過高，所以不能僅根據胰島素的水準來診斷糖尿病。

　　通常在臨床上會應用胰島素釋放試驗，也就是血糖檢查，來區別糖尿病的類型，同時作為選擇治療方案的參考。

　　檢查方法是先測量空腹時的血糖值，然後喝下含七十五克葡萄糖的溶液，在進食後三十分鐘、一小時、兩小

時、三小時各抽血一次測胰島素分泌。若空腹血中胰島素低於正常，且進食後不增高者，可考慮為第一型糖尿病患者；若空腹血中胰島素正常、偏高或稍低，進食後有增高且高峰值持續，則考慮為第二型糖尿病患者。

第一型糖尿病屬於自體免疫功能性的疾病，由於患者本身的免疫系統會攻擊胰島 β 細胞，並殺死它們，胰臟便不能分泌足夠的胰島素。此類通常會出現在兒童和年輕人身上，屬於先天性的糖尿病，病徵通常會在很短的時間內就顯現出來。

第二型糖尿病則是最普遍的糖尿病，百分之九十以上的患者都屬於這一型。發病時間多在四十歲之後，分布的年齡層較年長，不過，因為生活環境及飲食習慣的改變，此類型的患者有年齡下降的趨勢。第二型糖尿病患者通常都能分泌足夠的胰島素，只是因為某些原因，身體無法有效利用胰島素，慢慢地也導致胰島素分泌減少。

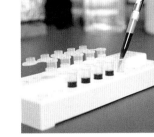

糖尿病的
特性和治療

糖尿病的患病原因

糖尿病的患病原因至今尚未完全闡明。臨床研究一致認為，糖尿病是一種複合病因的綜合症，但歸納來說，大致有以下幾個因素會導致糖尿病的發生。

⊙ 遺傳：

糖尿病具有家族遺傳易感性，但這種遺傳性尚需外在因素的作用才會誘發，這些因素主要包括肥胖、運動量不足、飲食結構不合理、病毒感染等。

⊙ 肥胖：

肥胖是糖尿病發病的重要原因，尤其易引發第二型糖尿病，特別是腹部肥胖型的人。因為肥胖者本身存在著明顯的高胰島素血症，而高胰島素血症可以使胰島素與其受體的親和力降低，導致胰島素作用受

阻，引發胰島素抵抗，這時就需要胰島 β 細胞分泌和釋放更多的胰島素。這樣醣類代謝紊亂與 β 細胞功能不足的惡性循環，最終將導致 β 細胞功能嚴重缺陷，引發第二型糖尿病。

⊙ 缺乏運動：

運動可增加細胞組織對胰島素的敏感性，降低體重，改善代謝，減輕胰島素抵抗，使高胰島素血症緩解，降低心血管併發症。因此，運動量不足已成為第二型糖尿病發病的重要因素。

⊙ 飲食結構：

隨著物質條件的提升，飲食文化也愈來愈追求精緻、美味，人們的飲食結構都以高熱量、高脂肪為主。熱量攝入過多超過消耗量時，會造成體內脂肪囤積而導致肥胖。

同時，高脂肪飲食會抑制代謝率，使體重增加，引發第二型糖尿病。

⊙ 精神神經因素：

在糖尿病發生、發展的過程中，精神神經因素所起的重要作

糖尿病的
特性和治療

用，是近年來中外學者所公認的。

　　因為精神的緊張、情緒的激動和心理的壓力會引起某些刺激激素分泌大量增加，而這些激素都是提升血糖的激素，也是與胰島素對抗的激素。這些激素長期大量的釋放，勢必造成內分泌代謝調節紊亂，引起高血糖，導致糖尿病。

⊙ 病毒感染：

　　某些第一型糖尿病患者，是在罹患感冒、腮腺炎等病毒感染性疾病後發病的。其機制在於：病毒進入人體後，直接侵襲胰島 β 細胞，並大量破壞 β 細胞，抑制 β 細胞的生長，從而導致胰島素分泌缺乏，最終引發第一型糖尿病。

⊙ 自體免疫功能：

　　第一型糖尿病是一種自身免疫性疾病，在患者的血清中可發現多種自身免疫性抗體。其機制主要在於：病毒等抗原物質進入人體後，使人體內部免疫系統功能紊亂，產生了一系列針對胰島 β 細胞的抗體物質。這些抗體物質會直接造成胰島 β 細胞的損害，導致胰島素分泌缺乏，引發糖尿病。

⊙ 化學物質和藥物：

　　已經發現有幾種化學物質會引發糖尿病。

　　作爲滅鼠藥的捕立滅靈，能引發第一型糖尿病；用於治療肺炎的戊雙咪和作爲抗癌藥成分的左旋門冬酰胺酶，這兩種臨床用藥也會引起糖尿病。

⊙ 懷孕：

　　懷孕期間，母體會大量產生多種激素。這些激素對胎兒的健康成長非常重要，但是它們也會阻斷母體的胰島素作用，引起胰島素抵抗。

　　雖然糖尿病的病因十分複雜，但歸根究柢還是由於：①胰島素絕對缺乏，②胰島素相對缺乏，③胰島素效應不足（即胰島素抵抗）所引起。因此，在 β 細胞產生胰島素、血液循環系統運送胰島素、靶細胞接受胰島素並發揮生理作用這三個環節中，任何一個發生問題，均可引起糖尿病。

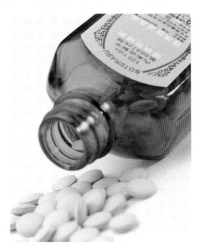

糖尿病的
特性和治療

糖尿病會遺傳嗎？

早在七〇年代，科學家就在研究中發現，糖尿病患者的家屬罹患糖尿病的機率遠高於普通人，因而認為糖尿病會透過基因遺傳給子女。

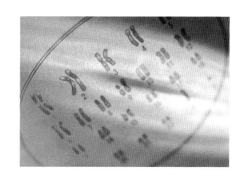

目前的研究發現，糖尿病的遺傳涉及多個基因，這些基因的變異使人更易罹患糖尿病。第二型糖尿病的遺傳性尤為明顯，當然這並不意味著父母有糖尿病，子女就一定會罹患糖尿病，糖尿病的發生還受到環境、肥胖等後天因素的影響。積極的預防對於這些易患糖尿病的人來說，是非常有意義的。

糖尿病的診斷標準

糖尿病的診斷依據是血糖測定和臨床症狀，但在一九七九年以前，國際間並無一致的診斷標準。直到一九七九年，美國國家糖尿病資料小組（NDDG）公布了一套診斷標準，國際間才有了共識。隨後，世界衛生組織（WHO）

也在一九八〇年公布了一套類似的診斷標準，不過標準較低，到了一九九七年，NDDG又重新修訂糖尿病的診斷標準，算是目前較新的資料。

依照 NDDG 的標準，有以下三項的任何一項，即可診斷為糖尿病。

1. 有典型的糖尿病症狀（如多尿、口渴、體重減輕），加上任何時間測得血糖濃度 ≧ 200mg/dl。
2. 空腹至少八小時的血糖濃度 ≧ 126mg/dl。
3. 口服七十五克葡萄糖做糖耐測試，兩小時後的血糖濃度 ≧ 200mg/dl。

篩檢是否為糖尿病的血糖濃度值標準則為：

1. 空腹血糖濃度：
   ▶ 正常：< 110mg/dl
   ▶ 空腹葡萄糖異常（IFG）：≧ 110mg/dl < 126mg/dl

糖尿病的
特性和治療

▶ 糖尿病：≧ 126mg/dl

2. 口服葡萄糖（七十五克）糖耐測試，兩小時後血糖濃度：

▶ 正常：< 140mg/dl

▶ 空腹葡萄糖異常（IFG）：≧ 140mg/dl < 200mg/dl

▶ 糖尿病：≧ 200mg/dl

以上的測試有幾點需要注意的，嚴重症狀和明顯高血糖者，血糖值超過以上指標即可確診。在急性感染、外傷、手術或其他特殊情況下，雖測出明顯高血糖，亦不能立即診斷為糖尿病。無症狀者不能只依一次血糖值診斷，必須另一次也超過診斷標準。

兒童糖尿病多數症狀嚴重，血糖高，尿糖、尿酮體呈陽性，無需做糖耐量試驗，少數症狀不嚴重者，則需測空腹血糖或糖耐量試驗。

糖尿病的症狀

糖尿病的早期信號

糖尿病會引起白內障，導致視力下降，病情發展較快的，有時也會引起急性視網膜病變和急速的視力減退。

遺傳研究顯示，糖尿病有明顯的遺傳傾向，如果父母其中有一人患病，其子女的發病機率將比一般人多三～四倍。糖尿的形成大多會經過一段時間，當你感到有以下的症狀時，就要警覺自己是否有可能是罹患了糖尿病。

⊙ 皮膚搔癢：

糖尿病引起的皮膚搔癢，往往使人難以入睡，尤其是女性陰部的搔癢特別嚴重。

糖尿病的
特性和治療

⊙ 手腳麻木：

糖尿病會引起末梢神經炎，出現手腳麻木、疼痛以及燒灼感等，也有的人會產生走路如踩在棉花上的感覺。愈到糖尿病晚期，末梢神經炎的發病率就愈高。

⊙ 尿路感染：

糖尿病引起的尿路感染有兩個特點：①菌尿症起源於腎臟，而一般的尿路感染多起源於尿道。②就算給予適當的抗感染治療，但急性腎盂炎的發熱期仍比一般尿路感染的發熱期長。

⊙ 膽道感染：

糖尿病伴隨膽囊炎的發病率甚高，而且可能伴有膽石症，有時膽囊會發生潰瘍及穿孔。

⊙ 排尿困難：

男性糖尿病患者出現排尿困難的約為百分之二十二。因此，中老年人若發生排尿困難，除了前列腺肥大外，應考慮糖尿病的可能。

⊙ 腹瀉與便祕：

　　糖尿病可引起內臟神經病變，進而出現頑固性腹瀉與便祕，這種慢性腹瀉使用抗生素治療是無效的。

⊙ 性功能障礙：

　　糖尿病會引起神經病變和血管病變，因而導致男性的性功能障礙，其中又以陽萎最常見。據統計，糖尿病患者發生性功能障礙的比例達百分之六十以上。

⊙ 女性上半身肥胖：

　　女性腰圍與臀圍比大於○‧七～○‧八五者（不論體重多少），糖耐測試異常的達百分之六十，有人認為這種體型可作為診斷糖尿病的一項重要指標。

⊙ 腦梗塞：

　　糖尿病患者容易發生腦梗塞，在腦梗塞的患者中，有百分之十～十三是由糖尿病引起的，因此，腦梗塞的患者應定期檢查血糖。

糖尿病的
特性和治療

多飲、多尿就一定是糖尿病嗎？

糖尿病的典型症狀是糖尿病患者特有的現象，包括易口渴、多飲、多尿、多食和消瘦（體重減少），稱之為「三多一少」。出現這些症狀時，常常可以提醒患者去醫院檢查罹患糖尿病的可能。第一型糖尿病患者發病時，其「三多一少」的表現往往非常典型，而第二型糖尿病患者的「三多一少」症狀則不一定非常明顯。

典型的糖尿病患者有多飲、多尿的症狀，但有的人喝得多或尿得多，血糖依然正常，並不是糖尿病。例如尿崩症，是由於下丘腦或垂體後葉病變所引起，臨床會出現煩渴多飲、多尿，甚至嚴重脫水，但血糖正常，尿糖呈陰性。

另外，精神性多飲或精神性多尿症，徵狀也是煩渴、多飲、多尿，但血糖正常，尿糖呈陰性。此種患者往往有精神異常或精神刺激病史，常伴有神經衰弱等一系列的症狀。

天氣寒冷時尿量會增加，氣候炎熱

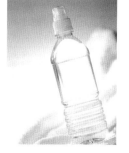

多汗時喝水量會增加，這些都屬於生理上的正常反應，因此，診斷糖尿病不能僅憑臨床症狀，更重要的是要檢驗血糖以明確診斷。

尿糖陽性不等於糖尿病

　　正常人從尿中排出的葡萄糖每天大約為三十二～九十三毫克，尿糖定性不起反應。當尿中排出的葡萄糖每天超過一百五十毫克，尿糖呈陽性反應，稱為尿糖。

　　腎臟排糖的最大作用值量（閾值）是靜脈血漿葡萄糖濃度為 180mg/dl 。血糖超過 180mg/dl，尿中就會出現尿糖，這個數值稱為腎糖閾。反覆測定空腹血糖在 140 ～ 180mg/dl，已經可以診斷為糖尿病，但此時空腹尿糖為陰性。因此，檢查空腹尿糖來診斷糖尿病是不可靠的。

　　動脈硬化患者的腎糖閾提高，尿糖陰性時血糖也可能升高，應予以注意。還有一種情況，尿糖陽性時並無糖尿病，反覆出現尿糖陽性，但空腹及飯後血糖值始終正常，則是由於腎小管回收葡萄糖障

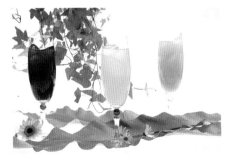

糖尿病的
特性和治療

礙，稱為腎性糖尿。對於腎性
糖尿病患者，應定期檢查血
糖，因腎性糖尿病也是某些糖
尿病患者的早期表現之一。孕
婦在懷孕後期，其腎糖閾降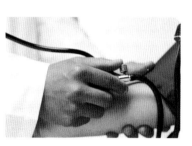
低、血糖正常但尿糖卻可能呈陽性。

　　糖尿病的診斷主要應根據血糖水準，並結合臨床症
狀，空腹和飯後尿糖檢查結果可作為臨床參考。

什麼是假性糖尿？

　　通常檢測尿糖的硫酸銅試劑是利用糖的還原性來顯
色，當硫酸銅還原為一氧化銅時，會有黃、橘黃或磚紅色
沉澱。但尿中有不少物質都具有還原性，如尿酸、葡萄糖
醛酸等；或是隨尿液排泄的藥物，如青黴素和某些利尿劑
等等。當這些物質在尿中的濃度升高時，常可使尿糖定性
試驗出現假陽性反應，稱為假性糖尿。

 小知識　　　　什麼是黎明現象？

　　即夜間血糖控制良好，也無低血糖情況發生，僅於快要天亮的一
段短時間出現高血糖，原因可能是皮質醇等對抗胰島素激素的物質
分泌增多所致。

糖尿病應與哪些疾病鑑別？

在臨床上，當患者有典型的糖尿病症狀，血糖升高、尿糖陽性時，可診斷爲糖尿病。但有一些疾病的症狀與糖尿病相似或者也會導致糖代謝紊亂，所以應加以鑑別。

⊙ 尿崩症：

該病有明顯的煩渴、多飲、多尿，症狀類似於糖尿病，但有以下幾點可與之區別：①尿崩症尿多而密度小，糖尿病尿多而密度大。②尿崩症患者尿中無糖，血糖亦正常。

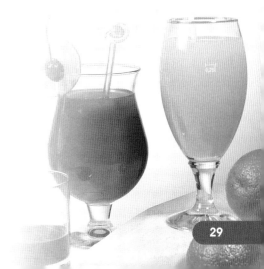

糖尿病的
特性和治療

⊙ 飯後糖尿：

飯後糖尿是指糖分在胃腸道吸收過快，故進食後出現過性高血糖和糖尿，常見於胃空腸吻合術後和甲狀腺機能亢進等。這些患者的特點是，做糖耐測試時，空腹血糖正常，半小時和一小時後血糖濃度超過正常，兩小時和三小時後血糖正常或低於正常。

⊙ 刺激性糖尿：

在急性中毒、腦血管意外、急性心肌梗塞、消化道大出血等刺激狀態下，由於腎上腺素及腎上腺皮質激素的大量釋放，會導致暫時性的高血糖和糖尿。在刺激反應消除後，血糖、尿糖可恢復正常。

⊙ 慢性肝、腎疾病：

慢性肝病患者因肝臟儲存糖原的能力減弱、糖異生及胰島素靈活性降低，而影響血糖的調

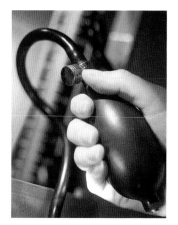

節。慢性腎臟疾病則由於胰島素在腎臟中的靈活度減弱，以及有尿毒症時，胰島素受體不敏感而影響糖分代謝；還有因腎小管對葡萄糖吸收功能障礙而出現腎性糖尿。

⊙ 繼發性糖尿病：

如皮質醇增多症、胰腺切除術後、肢端肥大症等。

低血糖反應時該怎麼辦？

低血糖反應的症狀一般出現得非常快，患者可能只會出現下列症狀的一種或兩種，因此要十分注意。

▶ 頭暈、頭痛

▶ 心悸、手抖

▶ 過度的飢餓感、出汗

▶ 臉色蒼白、打冷顫

▶ 行為改變或異常（如煩躁、哭鬧、易怒、富有攻擊性）

▶ 口唇麻木，有針刺感

▶ 全身無力、視線模糊（嚴重者可能出現）

▶ 神智不清、全身抽搐

▶ 昏睡甚至昏迷，危及生命

糖尿病的
特性和治療

　　發生低血糖反應時，應立即吃「糖」來提高血糖值。只要能夠快速吸收，吃任何形式的精製糖都可以，如：一杯含糖飲料（汽水、可樂、果汁等）、糖果（水果糖、牛奶糖、巧克力糖）、糖水（溫開水沖白糖或葡萄糖二十五～五十克）、口服葡萄糖片、一匙蜂蜜或果醬。

　　請注意！不要飲用低熱量飲料或甜味劑食品治療低血糖。

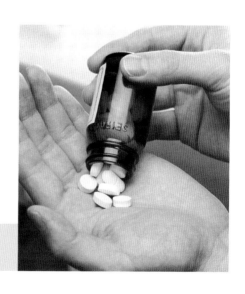

伴隨糖尿病所產生的
病變和危害

糖尿病引起的病變及其併發症

　　罹患糖尿病時，長期的高血糖會使全身各臟器及組織發生許多病理變化，例如：

- 血液中的葡萄糖濃度很高，但是缺乏胰島素，葡萄糖不能進入靶細胞被利用，組織細胞中缺乏葡萄糖，脂肪及蛋白質的分解加速。
- 全身廣泛的毛細血管管壁增厚，管腔變細，紅血球不易通過，導致組織細胞缺氧。
- 腎臟出現腎小球硬化、腎乳頭壞死等。
- 視網膜毛細血管出現微血管瘤、眼底出血、滲出等。
- 神經細胞變性，神經纖維發生節段性脫髓鞘病變。
- 心、腦、下肢等多處動脈硬化。高血糖常伴有高脂血

糖尿病的
特性和治療

症冠狀動脈、腦血管及下肢動脈硬化，比一般正常人發生得早而且嚴重。

此外，糖尿病之所以可怕，就在於它所引起的併發症會對人體造成很大的危害。糖尿病的危害之一是糖尿病的慢性併發症，主要由於血糖長期控制不好，日積月累而引起的一種改變，包括大血管、微血管和神經病變，會使人們的健康狀況和勞動能力大大下降，甚至造成殘廢或生命危險。

慢性併發症包括：糖尿病腎病、糖尿病眼病、糖尿病神經病變、糖尿病足、糖尿病心血管病變。

糖尿病的危害之二是糖尿病的急性併發症，一旦發生了糖尿病的急性併發症，有時是會危及患者生命的。糖尿病的急性併發症有：酮症酸中毒（第一型糖尿病）、非酮

小知識

什麼是酮體

酮體是脂肪大量分解而又未能充分氧化的產物，包括乙醯乙酸、丙酮和 β-羥丁酸。正常情況下，肝臟生成的酮體氧化分解成二氧化碳和水，患糖尿病時由於胰島素缺乏，醣類代謝發生障礙，體內脂肪分解代謝增加，產生大量酮體，當酮體產生的量超過人體氧化的能力，血中酮體增高，稱為酮血症；增多的酮體隨尿液排出，尿中酮體呈陽性，稱為尿酮症，臨床上分沉酮症和酮症酸中毒。

症高滲性昏迷（第二型糖尿病）、低血糖反應。

糖尿病慢性併發症介紹

以下就詳細說明糖尿病常見的慢性併發症。

⊙ 糖尿病性眼病

常見的糖尿病併發眼部疾病有七種：糖尿病性視網膜病變、糖尿病性色素膜病變、糖尿病性白內障、糖尿病性視神經改變、糖尿病性視網膜脂血症、糖尿病性青光眼、糖尿病性屈光改變。

其中最常見的是糖尿病性視網膜病變，它是導致糖尿病患者失明的重要原因，是對糖尿病患者視力危害最大的；其次是糖尿病性白內障，也是糖尿病破壞視力最常見的併發症。

⊙ 糖尿病性心臟病

糖尿病性心臟病，是指糖尿病患者併發或伴發的心臟疾病，主要有糖尿病引發的大小血管病變、植物神經病變相關的冠狀動脈粥樣硬化性心臟病、心肌病變及心臟植物神經病變。

隨著胰島素的廣泛使用，抗生素的不斷更新，糖尿病

糖尿病的
特性和治療

急性併發症及感染的發生率與死亡率都迅速下降，其慢性併發症已日益成為威脅患者健康和生命的主要因素，死於糖尿病性心臟病的人數也逐漸升高。

⊙ 糖尿病性神經病變

糖尿病性神經病變，是糖尿病在神經系統發生多種病變的總稱，它涵蓋植物神經系統、中樞神經系統、運動神經系統、周圍神經系統等等。其中，糖尿病性周圍神經病變是糖尿病最常見的併發症。

⊙ 糖尿病性腎病

糖尿病性腎病，是糖尿病的重要併發症之一，是對糖尿病患者危害極為嚴重的一種疾病，病變可延及腎血管、腎小管和間質。常見的腎臟損害是糖尿病性腎小球硬化症、小動脈性硬化症、腎盂腎炎、腎乳頭壞死、尿蛋白等。

其中，糖尿病性腎小球硬化症是糖尿病特有的腎臟併發症，臨床上通稱為糖尿病性腎病。糖尿病性腎病是導致糖尿病患者死亡的一個重要原因。

⊙ 糖尿病足

　　糖尿病足有廣義和狹義兩種概念。廣義的糖尿病足，是由於糖尿病血管、神經病變引起下肢異常改變的總稱。糖尿病肢端壞疽是廣義糖尿病足發展的一個嚴重階段，糖尿病末梢血管病變也包括在廣義糖尿病足概念之內。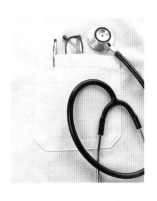

　　而狹義糖尿病足僅是由糖尿病引起的足部異常變化，是糖尿病末梢血管病變的發展。糖尿病肢端壞疽是和狹義糖尿病足並立，且比糖尿病足病情更為嚴重的病理變化，是在糖尿病末梢血管病變的基礎上產生的。

⊙ 糖尿病性功能障礙

　　大多數糖尿病患者都有陽痿、早洩、性慾低下、月經紊亂等等的性功能障礙。其中糖尿病陽痿是較常見的併發症，約占男性糖尿病患者的百分之三十～六十，並隨著年齡增長而增加。

糖尿病的
特性和治療

糖尿病易引起哪些細菌感染？

⊙ 細菌感染

　　糖尿病患者比正常人易受到的細菌感染為：糖尿病瞼腺炎和疥瘡。這是由葡萄球菌引起的，出現的症狀是皮膚發紅、疼痛和膿腫結塊。

　　瞼腺炎是眼腺被傳染而得的疾病，疥瘡是因毛囊或者皮膚的汗腺被感染。疥瘡時常發生在患者的頸後、腋窩、腹股溝或者臀部，會傷害患者的皮膚。

⊙ 真菌感染

　　糖尿病患者比正常人易受到的真菌感染疾病為：胯下搔癢、腳癬、環形癬菌感染和陰道感染。胯下搔癢的病徵是皮膚變紅、局部搔癢，會從外生殖器感染到大腿內側。腳癬的症狀是腳趾間的皮膚變得搔癢、潰瘍，然後破皮、脫皮以及起水泡。

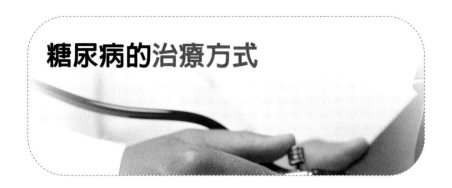

糖尿病的治療方式

目前治療糖尿病的方法有哪些？

治療糖尿病需要採取綜合措施，目前常用的治療方法包括以下幾個方面：①宣導教育及心理治療，②飲食治療，③運動治療，④藥物治療，⑤血糖監測。

由於每個糖尿病患者的病情不同，所採取的治療方法也不同。有的糖尿病患者採取一種治療方法就能很好的控制病情，有的患者則需要採取幾種治療方法才能控制疾病的發展。但是有一點是一體適用的，即不論是哪種類型的糖尿病，不論病情輕重，都應配合飲食治療。

胰島素在體內的作用

胰島素是胰島 β 細胞所分泌的一種激素，其本質是蛋

糖尿病的
特性和治療

白質，主要生理功能是調節糖分代謝，同時對脂肪和蛋白質代謝也有調節作用。胰島素是人體內唯一的降血糖激素。

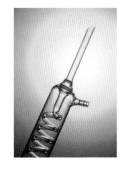

胰島素的主要作用是促進葡萄糖進入細胞，為細胞供給能量；或在肌肉、肝臟細胞內促進多個葡萄糖聯結起來，形成「糖原」而儲存能量；促進蛋白質合成及脂肪儲存，防止脂肪分解。一旦人體缺少胰島素或胰島素的作用不能充分發揮，就會發生糖尿病。

注射胰島素會上癮嗎？

胰島素是糖代謝中的重要激素，沒有它，人就不能生存。第一型糖尿病患者體內激素胰島素極少或完全缺乏，必須依賴外來的胰島素而生存，是替代治療不可少的藥物。第二型糖尿病中服降糖藥治療無效的患者，有時也必須用胰島素治療。

此外，第二型糖尿病患者在某些應急的情況下，如嚴重感染、腦中風、心肌梗塞及手術等，還有在糖尿病酮症酸中毒及高滲性昏迷等急性代謝併發症時，也需要用胰島素治療。

總之，長期或短期用胰島素替代治療是病症本身的需要，並不是胰島素成癮。

什麼是胰島素抵抗？

胰島素抵抗是指胰島素執行其正常生物作用的效應不足，其表現爲外周組織尤其是肌肉、脂肪組織對葡萄糖的利用障礙。

早期，胰島 β 細胞尚能代償性地增加胰島素分泌以彌補其效應不足，但久而久之，胰島 β 細胞的功能會逐漸衰竭，導致糖耐量異常和糖尿病發生。

研究發現，胰島素抵抗普遍存在於第二型糖尿病中，幾乎占百分之九十以上，可能是第二型糖尿病的發病主要因素之一。

糖尿病的治療藥物及使用順序

糖尿病依病情及類型的不同，主要有以下幾類藥物可供治療：

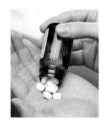

1. 胰島素：用於第一型糖尿病。第二型糖尿病患者經飲食控制與口服降糖藥無效者，以及嚴重併發症、嚴重感染、重大手術及妊娠分娩等也可使

糖尿病的
特性和治療

用。用量根據病人的血糖狀況，由醫生掌握劑量。

2. α-glucosidase 抑制劑：其作用機轉在於抑制腸道內負責分解醣類的酵素 α-glucosidase，延緩其分解為葡萄糖進入血液，適用於第二型糖尿病。此類的降血糖藥物有： Acarbose 等。

3. 磺醯尿素類：主要作用為促進胰島 β 細胞分泌胰島素，藥效較強，僅限於第二型糖尿病患者。此類的降血糖藥物有： Euglucon 、 Diamicron 、 Orinase 等

4. 雙胍類：主要作用在增加胰島素的作用，藥效較輕。此類的降血糖藥物有： Glucobay 、 Repaglinide 等。

對於第二型糖尿病患者的治療，首先應該是單純的飲食控制和運動療法，如果血糖控制不佳，可以加服 Acarbose 。

若血糖仍控制得不理想，身材比較肥胖的患者可以選用雙胍類藥物，體重正常和消瘦者可選擇磺醯尿素類藥物單獨使用，或與 Acarbose 聯合應用。

血糖還是控制不好的患者，可用磺醯尿素類藥物與雙胍類藥物聯合應用。特別要注意的是，磺醯尿素類藥物會使體重增加，因此身材較肥胖的患者不宜首選磺醯尿素類藥物。

在口服降糖藥已使用到最大劑量，血糖仍不能有效控制的情況下，即可以認定是口服降糖藥物繼發失效，應改用胰島素，或口服降糖藥物與胰島素聯合應用以控制血糖。

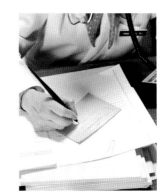

對於第一型糖尿病的治療，必須要飲食控制、運動療法、胰島素治療同時進行。血糖控制不理想的，也可以同時加用Acarbose；若血糖仍不能控制在比較滿意的水準上，則可與雙胍類藥物聯合使用。

藥物治療後血糖達到正常水準，是否該停藥？

糖尿病患者透過飲食控制、運動、服用降糖藥等療法後，血糖幾乎可以被控制在正常範圍內，但這並不意味著糖尿病已經被治好了，一旦停了藥，血糖很有可能會再次升高。

部分患者如果透過單純的控制飲食和加大運動量就能達到控制血糖目的，並且減少降糖藥的使用，或者停藥後血糖沒有上升，可以考慮在醫生的指導下停用降糖藥。但也不能放鬆控制飲食和運動，並定期檢查，注意血糖等數

糖尿病的
特性和治療

值的變化，一旦血糖有升高的跡象，就必須立即開始服用
降糖藥。

將來可能根治糖尿病的方法

　　未來根治糖尿病的最終方法，很可能是替代分泌胰島
素的胰島細胞。方法是在糖尿病患者體內植入一個可以遠
程調控的胰島素泵，這個泵能夠釋放胰島素，而釋放的量
則有一個葡萄糖感應器來自動調節。目前在全世界已有四
百例糖尿病患者植入這種胰島素泵，現正在不斷地試驗和
改良。

　　另外一種方法是在糖尿病患者體內移植分泌胰島素的
細胞。這個方法在患糖尿病的動物身上已經實驗成功，但
遺憾的是，對於人類來說還有一定的困難，因為我們的機
體把這些外來的細胞看成是入侵的敵人，並調動人體的免
疫系統去殺死這些細胞。不少學者目前正努力地解決此一
問題。

預防糖尿病的四點須知

國際上公認的糖尿病預防措施，就是至少要做到「四個要點」，即「多學點、少吃點、多動點、放鬆點」。

多學點：就是要多看看有關糖尿病的書籍、報刊、電視，多接觸有關糖尿病的講座和訊息，增加自己對糖尿病基本知識和防治方法的了解。

少吃點：就是減少每天的熱量攝取，特別是避免大吃大喝、追求美食、吸菸、喝酒等等。

多動點：就是增加自己的體力活動時間和運動量，保持體態的健美，避免肥胖的發生。

放鬆點：就是讓自己保持開朗、豁達、樂觀，避免過度緊張與勞累。

糖尿病患者手術要注意什麼？

當糖尿病患者併發外科疾病而需要手術治療時，因疾病本身，加上病人精神緊張、麻醉、手術等因素，使腎上腺素、糖皮質激素等抗胰島素的激素分泌增多，使血糖增高，少數病人會誘發酮症酸中毒。因此，糖尿病患者術前應做好充分準備，以降低術後併發症和死亡的風險。

糖尿病的
特性和治療

　　患者至少應在術前三天入院，測血糖、尿糖、尿酮體、電解質、腎功能、二氧化碳結合力及血脂、心電圖等，以對血糖控制情況、心腎功能（尤其是腎糖閾）有比較清楚的了解，對合理應用胰島素也有指導意義。

　　輕型糖尿病患者，血糖控制良好，做消化道以外不影響進食的小型手術，可繼續原來的口服藥物治療，大型手術術後則須禁食。原來口服降糖藥治療者，如進行胃腸道手術或甲狀腺切除、骨折等手術，須在術前改為普通胰島素治療。已用長效或中效胰島素治療的患者，應改為普通胰島素治療，以便於調整。

　　手術中及手術後應嚴密觀察血糖、尿糖、尿酮體、電解質及腎功能的變化，在注射葡萄糖時應加用胰島素。術前血糖控制標準，一般空腹血糖在一百五十毫克以下、二十四小時尿糖定量低於十克、無酮症的情況下，可進行手術治療。

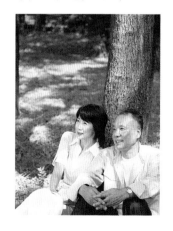

糖尿病患者家屬的注意事項

糖尿病的治療除了醫護人員及病人的努力外，家屬也扮演很重要的角色。糖尿病患者的家屬應多多關心患者，尤其是對老年患者更應加倍關心與愛護，給患者一個溫馨、舒適的生活環境。

更重要的是，配合醫生，鼓勵和督促患者積極配合治療，嚴格控制飲食並按飲食療法進行；督促患者自我監測血糖、尿糖及定期去醫院複查；督促患者按時用藥，切不可突然中斷治療。

幫助患者建立良好的生活習慣，督促患者戒酒戒菸，協助患者進行運動鍛鍊，並注意在運動中保護患者，防止身體部位的損傷和心血管併發症的發生。

了解低血糖反應的臨床表現及預防治療措施，一旦發現低血糖反應，家屬應能立即識別並做及時簡單的處理。

第二章

吃對食物
輕鬆應付糖尿病

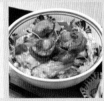

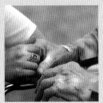

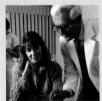

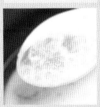

吃對食物
輕鬆應付糖尿病

　　糖尿病是一種以持續高血糖爲基本生化特徵的綜合性疾病。因爲各種原因造成胰島素供應不足，或胰島素在靶細胞不能發揮正常生理作用，使體內的糖、蛋白質及脂肪代謝發生紊亂，而引發糖尿病。

　　一旦罹患了糖尿病，如果長期下來身體內的代謝紊亂得不到很好的控制，可能導致眼睛、腎臟、神經、血管和心臟等組織、器官的慢性併發症，最終導致失明、下肢壞疽、尿毒症、腦中風或心肌梗塞，甚至危及生命。

　　糖尿病可以說是一種文明病，也是國民病。隨著生活水平的提高，糖尿病的發病率逐年增加，已開發國家糖尿病的患病率達到百分之五～百分之十，我國的患病率更高達百分之九～十二。糖尿病已成爲國人健康的第三大殺手，其對人體的危害僅次於心血管疾病和癌症，而且現在的糖尿病有擴大化和年輕化的傾向。

　　由於糖尿病本身及其併發症對人們的身心健康危害愈來愈大，我們有必要讓更多的人了解它，尋找更好的藥物和治療方法來克服這個令全世界都頭痛的難題。但遺憾的是，迄今爲止這種病還沒有找到根治的辦法，所以，在糖尿病的治療過程中，患者自身的飲食控制是十分重要的。下面就簡單介紹一些糖尿病患者應注意的飲食原則。

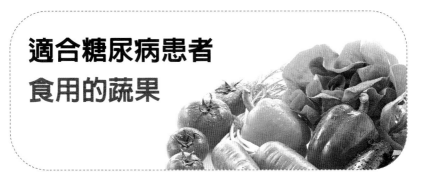

適合糖尿病患者
食用的蔬果

薏苡仁

薏苡仁屬於禾本科多年生草本植物，是禾本科植物中最有營養價值的，它的碳水化合物低於白米，蛋白質和維生素含量卻是白米的三倍。另外還含有薏苡素和三萜類化合物，具有抗癌和利尿、降糖的作用，尤其適合以尿多、肥胖為主要症狀的高血壓兼糖尿病患者，可說是「藥食兼用」的保健營養品。

蒟蒻

富含食物纖維的蒟蒻，是近年來十分流行的健康食品。蒟蒻含有多種氨基酸、礦物質和生物鹼，有非常高的營養價值，中醫早已確定其有抗癌、抗菌、減肥和通便的

作用。現在又發現其中的甘露聚糖等活性物質有降糖作用，是對習慣精緻飲食的現代人非常有益的健康食品。

苦瓜

苦瓜肉質柔嫩，性寒味苦，富含多種營養成分，尤其維生素 C 的含量高居各種瓜類之首。苦瓜中所含的苦瓜皂甙，有非常明顯的降血糖作用，不僅有類似胰島素的功能，而且還能刺激胰島素的釋放，堪稱是「植物的胰島素」。

> **提示**
> 每餐吃大約一百克的苦瓜，有良好的降血糖作用，但孕婦和兒童應注意食用量。

用苦瓜皂甙製成的口服製劑治療第二型糖尿病，總有效率可達到百分之七十八。所以糖尿病患者經常吃些苦瓜，可有利於控制血糖。

南瓜

南瓜性甘溫無毒，有補中益氣的功效。其碳水化合物和脂肪含量都不高，具有豐富的果膠，果膠進入腸道後能抑制葡萄糖的吸收。此

> **提示**
> 每天吃一百克南瓜，連續吃十～三十天，病情就會有程度不同的好轉。
> 此外，南瓜籽對防治前列腺肥大也非常有益。

外，果膠還能與人體內多餘的膽固醇結合，故常吃南瓜有防止膽固醇過高、預防動脈硬化的功效。

南瓜中還含有葫蘆巴鹼、腺嘌呤、戊聚糖、甘露醇等許多對人體有益的物質，並有促進胰島素分泌的作用。

黃瓜

口感爽脆甘甜，含糖量僅百分之一・六的黃瓜，糖尿病人可用它代替水果食用，並可從中獲取維生素C、胡蘿蔔素、纖維素、礦物質等。黃瓜中還含有丙醇二酸，能抑制身體中的醣類物質轉變為脂肪，故體型肥胖或者有併發高血壓、高血脂的糖尿病患者更應多吃黃瓜。

洋蔥

甜潤白嫩，生吃或煮食都很美味的洋蔥，富含前列腺素A和含硫氨基酸，具有擴張血管、降血壓、降血脂、防止動脈硬化的作用，對於預防糖尿病的併發症十分有益。

> **提示**
>
> 每餐吃二百五十克洋蔥，能有效抑制血糖上升，並預防癌症的發生。烹調時以脆嫩為佳，不要煮爛。

在古代的醫學典籍中，洋蔥即被當做一種治療糖尿病

吃對食物

的常用藥物，它所含的活性物質二烯丙基二硫醚化合物和蒜素，具有降低血糖的功能。實際上早在一九二三年，科學家們便發現洋蔥含有降糖物質。在二十世紀六〇年代，研究人員從洋蔥中分離出了抗糖尿病的化合物，該化合物類似治療糖尿病常用的磺醯尿素類降血糖藥物（甲糖寧），可以刺激胰島素的合成和分泌。

花椰菜

花椰菜含有豐富的鉻，鉻有助於調節血糖，降低糖尿病患者對治療藥物和胰島素的需要量。如果你瀕臨糖尿病的邊緣，多攝取鉻可以防止糖尿病的發生；如果你的糖耐量不穩定，那麼鉻可以幫助修正你的糖耐量。

> **提示**
>
> 含鉻豐富的食品還有：堅果、牡蠣、蘑菇、純穀物、玉米、啤酒、葡萄酒、食用大黃、啤酒酵母。

甚至有專家將第二型糖尿病發病率升高的部分原因，歸咎於飲食中缺乏鉻。

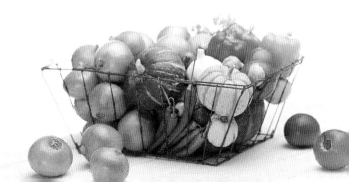

空心菜

　　空心荣又稱蕹菜，台灣一年四季都有生產，是水耕類的植物。除了富含纖維素、維生素和礦物質外，還含有類胰島素的成分，也稱得上是植物的胰島素，經常食用有

提示
　因空心菜較不易消化，體質虛寒者要注意食用量。

明顯的降血糖效果。最近的研究更顯示，空心荣的萃取物能有效控制第二型糖尿病。

蕎麥

　　蕎麥在所有穀類中被稱爲最有營養的食物，富含澱粉、蛋白質、氨基酸、維生素 P、維生素 B1、維生素 B2、蘆丁、鎂、黃酮類化合物等，且其成分中的百分之九十五是人體必需的氨基酸。

吃對食物
輕鬆應付糖尿病

在天氣寒冷的時候，常常吃些蕎麥食品非常有益於健康。蕎麥的成分中所含熱量雖高，但不會引起發胖。冬季是腦溢血和消化性潰瘍出血的好發期，而蕎麥含有豐富的維生素 P，可以增強血管壁的彈性、韌度和質密性，對保護血管系統、防止以上兩種疾病的發生有著重要作用。

蕎麥食品是一種理想的降糖能源物質。臨床觀察發現，糖尿病患者食用蕎麥後，血糖、尿糖都有不同程度的下降，這與其中所含的鉻元素有關，它能增強胰島素的活性，加速醣類代謝，促進脂肪和蛋白質的合成。

筍類

筍類的糖和脂肪含量都很低，其中，竹筍含有胰島素激活劑，對糖尿病患者很有益。竹筍屬於高纖維食物，可延緩糖尿病患者腸道中食物的消化和葡萄糖的吸收，有助於控制飯後血糖。

蘆筍則含有多醣體等成分，經

常食用有助於增強體力，消除疲勞。蘆筍中的維生素 P、維生素 C 及甘露聚糖、膽鹼等，可維護毛細血管的形狀、彈性和生理功能，對防治心血管疾病有很好的作用，建議經常食用。

紫菜

紫菜的蛋白質含量很高，在海藻中居首位，與俗稱「植物中的肉類」的大豆所含的蛋白質差不多。紫菜性寒味甘鹹，具有化痰軟堅、促進人體代謝等多種功能，可用於防治動脈硬化、甲狀腺腫大。糖尿病患者一般吃豆類製品的食物較多，食用豆製品百利卻有一害，就是會造成碘的流失。缺碘會加重糖尿病病情，因此建議糖尿病患者每天喝碗紫菜湯，保證不缺碘。

豆類及豆製品

豆類食品富含蛋白質、無機鹽和維生素，且豆油含不飽和脂肪酸，具有降低血清膽固醇及三酸甘油酯的作用，其中又以小扁豆最佳。

吃對食物

豆類中含有豐富的可溶性纖維素，許多研究都證實，這些纖維素可以顯著降低血糖、三酸甘油酯和膽固醇，特別是對於有心臟病的糖尿病患者更為有益。採用高纖飲食的病人，胰島素和其他抗糖尿病藥物的需要量就可相對減少。

> **提示**
>
> 豌豆還含有膽鹼、蛋氨酸等，有助於防止動脈粥樣硬化，所以食用豌豆苗不僅有利於糖尿病患者，對心臟病、高血壓也都有好處。

含有豐富食物纖維素的豆腐渣，是糖尿病患者理想的食物。因為吃了豆腐渣後，葡萄糖就會被吸附在纖維素上，使其被身體吸收的速度減慢，隨之使血糖的增加緩慢，即使患者的胰島素稍有不穩，也不至於馬上引起血糖增高。而且纖維素還能抑制血糖素的分泌，這樣就可以使胰島素充分發揮它的作用，提高對血中葡萄糖的處理功能。因此，糖尿病患者宜多吃豆腐渣。

豌豆幼苗含銅、鉻等微量元素較多，銅有利於造血，以及骨骼和胸的發育：鉻有利於糖和脂肪的代謝，維持胰島素的正常功能，缺鉻容易招致疾病，使人發育不良。豌

豆幼苗可拌、燴、炒，十分美味。

　　豇豆也是降糖效果很好的一種豆類，又名菜豆、胡豆。性平，味甘，可健脾益氣，治脾虛、食積腹脹、小兒消化不良等症；有補腎生糖之功，治消渴、白帶，外用可消腫解毒。

蘑菇類

　　蘑菇富含蛋白質、多醣類和微量元素錳、鋅、鎂、硒和鉻，是一種口味鮮美、營養豐富的保健食品。有明顯的安神降壓、抗疲勞、增強免疫力和降血糖作用，尤適於形體消瘦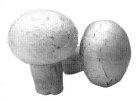的糖尿病患者。近年來發現猴頭菇中含有豐富的蕈類纖維和葡聚多醣，已證實有明顯的降糖作用。

白木耳和黑木耳

　　白木耳又名銀耳，營養豐富且有一定的藥用價值，被人們譽為「菌中明珠」。白木耳的熱量低，又含有豐富的食物纖維，對糖尿病患者有延緩血糖上升的作用。白木耳中還含有銀耳多醣，對胰島素的降糖活性有明顯影響，對糖尿病患者控制血糖十分有利。

吃對食物

黑木耳中所含有的特異性酸性多醣體，則有修復胰島 β 細胞和明顯的降血糖功能。

辣椒

辣椒中的辣椒素能顯著降低血糖值。在一項以狗為對象的實驗中發現，在糖作用後兩個小時，服用辣椒素的狗血糖值明顯低於未服用辣椒素的狗。服用辣椒素後兩個半小時測得的狗胰島素含量，也比未服用的高。這有可能是辣椒素提高了胃下胰腺胰島素的分泌量，也有可能是它延緩了人體中負責葡萄糖代謝的激素所受到的破壞。

現在，辣椒素已經開始用來治療糖尿病的併發症，即用來恢復在所謂糖尿病神經系統疾病中受損的神經。

> **提示**
>
> 辣椒葉含有豐富的鈣質、胡蘿蔔素、多種維生素和其他營養物質，其味甘甜鮮嫩，口感極好，既可單獨做菜，亦可與肉類同炒，還可煮湯。常吃辣椒葉能起驅寒溫胃、補肝明目、減肥美容的作用。
>
> 另外，適量的食用辣椒葉還能促進胃液分泌，增進食慾，適用於胃弱、消化不良、腸胃脹氣、胃寒痛等。

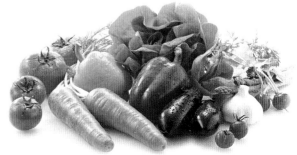

適合糖尿病患者食用的肉類

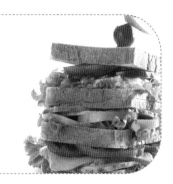

魚

經常吃魚的婦女（每週至少吃五次），比起很少吃魚的婦女，罹患糖尿病的風險少了一半以上。

研究指出，多吃魚之所以能夠防治糖尿病，是因為魚類含有一種叫做 Omega-3 脂肪酸的物質，它可以保護人體處理葡萄糖的機能免受傷害，進而防止糖尿病發生。雖然吃魚可以防治糖尿病，但還是要適量，每天攝取大約三十克即可。

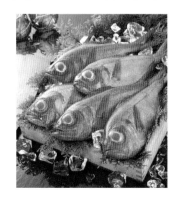

黃鱔

黃鱔別稱膳魚，蛋白質含量

吃對食物

豐富，鐵質的含量比鯉魚、黃魚高一倍以上，同時含有多種礦物質和維生素。黃鱔性溫味甘，入腎和肺經，營養豐富，可烹調成香味濃郁的美味佳餚，有補中益氣，治虛勞、消渴下痢、風濕痹痛之效。黃鱔含有黃鱔素 A 和黃鱔素 B，這兩種物質具有顯著降低血糖和恢復血糖生理機能調節正常的作用。

　　日本已從黃鱔體內提煉出這兩種有效物質製成降血糖新藥。糖尿病患者可以常吃黃鱔，但每餐不要超過一百克，最好以清蒸的方式烹調。

蚌類

　　蚌類含有蛋白質、脂肪、醣類、鈣、磷及維生素 A、維生素 B1、維生素 B2 等成分，鈣質含量尤其高，以內鰓及外鰓含量最多。蚌肉性寒，味甘鹹，有清熱、滋陰、明目、解毒等功能，可治煩熱、消渴、血崩、帶下濕疹、腎衰等病症。

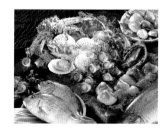

適合糖尿病患者的飲品

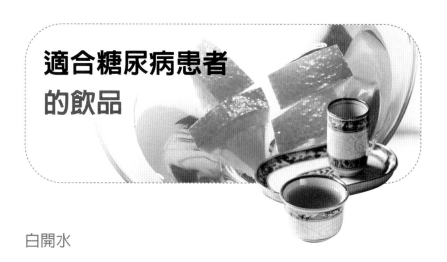

白開水

多飲多尿是糖尿病的主要症狀之一，有的糖尿病患者誤認為多尿是由於多飲所造成的，所以為了控制好糖尿病，在控制飲食的同時，也應該控制飲水。這種觀點是不對的，而且有害於健康。

對於糖尿病患者來說，血糖過高時排尿量就必須增加，以便藉由尿液把糖分排出體外。由於尿量增多，體內的水分也大量流失，因而會刺激神經中樞引起口渴，促使患者大量飲水。也就是說，患者喝水多，是一種自我保護的

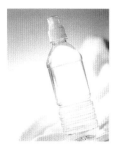

措施。糖尿病患者如果故意少喝水,會造成血液濃度增加,過多的血糖和血液中其他含氮廢物無法排出體外,這樣可能引起嚴重的後果。

至於腎功能不全,伴有水腫的患者則需要控制喝水的量。

綠茶

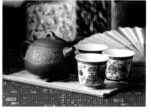

綠茶對人體的保健功效已經是眾所周知,但你可能不知道,綠茶還具有控制糖尿病的特殊功用。綠茶之所以能控制糖尿病,是因為綠茶中所含的兒茶素能降低三酸甘油脂的濃度,具有很好的降血糖的作用。因此,多喝綠茶是防止糖尿病最好也最簡單的方法。

鮮茶葉

不但喝綠茶有防治糖尿病的作用,茶葉也有同樣的功效,方法是將剛採的茶葉,用冷水洗淨晾乾,切不可烤、烘、炒。然後取這種茶

> **提示**
>
> 　用冷開水來浸泡綠茶,可以使降血糖的成分不被破壞,另外,以喝淡茶為宜,因為濃茶容易導致骨質疏鬆。

> **提示**
>
> 　服藥後不能喝茶,如要喝茶應安排在四～六小時後。喝完茶後如果會感到胃部不適,就不宜用此方法。容易失眠的人,則要避免在睡前兩～三小時喝茶。

葉十克，用五百 CC 的冷開水浸泡五～
六小時後飲用，最後將茶葉一次吃掉。

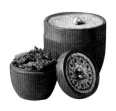

咖啡

　　每天喝幾杯咖啡，也可以預防
糖尿病。如果每天喝六杯不含咖啡
因的咖啡，並持續十二～十八年，
男性罹患糖尿病的機率會減少一
半，女性的患病機率更可以降低百
分之七十。這可能是因為咖啡中含
有鉀和鎂，可以影響人體內醣類的
轉換，促進新陳代謝。

　　另外，研究發現，咖啡中含有
一種叫做綠原酸的成分，具有抑制
血糖上升的作用，能預防第二型糖
尿病的發生。

> **提示**
>
> 　　每天固定喝咖啡不僅
> 對於預防糖尿病有好
> 處，對那些過度肥胖的
> 人也十分有益。

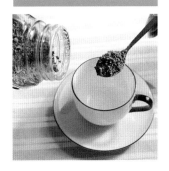

牛奶

　　牛奶是非常適合糖尿病患者飲用的一種飲品，含有大
量的水分，豐富的蛋白質、維生素和微量元素，以及適量
的脂肪，能提供糖尿病患者多種營養成分，但對血糖、血

吃對食物

脂的影響又不大。

　　另外，值得提出的是，東方人普遍缺鈣，進入中、老年後鈣質流失的情況更加嚴重，得了糖尿病後缺鈣的問題更加顯著。老年糖尿病患者罹患骨質疏鬆，造成骨折的情況也相當普遍，所以補充鈣質是糖尿病人所必需的。牛奶中含有豐富的鈣鹽，每天喝兩瓶二百毫升的牛奶，對鈣質的補充有很大的幫助。

提示

　　雖然糖尿病患者應該喝牛奶，但需要注意的是，糖尿病患者喝牛奶時不能加糖，當然加人工代糖還是可以的。也可以喝無糖的優酪乳。

綠豆湯

　　現代醫學研究顯示，糖尿病患者中三多一少的現象（多飲、多尿、多食、體重減輕）相當普遍。醫生從臨床治療中發現，有些糖尿病患者喝綠豆湯能緩解煩渴、多尿

提示

　　綠豆湯食療法：每次一碗，每天兩次（上午九點及下午三點），持續食用有益身體健康。

的症狀。患者每人每天飲水的量也大為減少，同時多尿症狀也明顯減輕或消失，對於控制病情的發展非常有效。

其他的保健食品

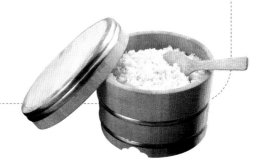

乾酵母片

　　乾酵母片習慣上被當做助消化的藥物，其實，這是一種誤解。因為乾酵母片是由死的酵母菌壓縮製成，無發酵作用，根本無助於消化。作為營養品，提供豐富的氨基酸、維生素 B 群和微量元素鉻，才是乾酵母片的眞正作用。

提示

　　營養學家建議，糖尿病人可以每日分次口服乾酵母片，一天八片，對控制血糖比服用一般降糖藥的效果還要好。

　　乾酵母片所富含的鉻元素是應該受到重視的，鉻是人

吃對食物

體不可缺少的微量元素之一，它是葡萄糖代謝和蛋白質分解時不可缺的一種重要組成成分，同時參與維持血液中葡萄糖的平衡。所以鉻具有活化胰島素的重要作用，有利於控制血糖和恢復胰島功能。

鉻對於由胰島素相對不足所引起的糖尿病，有著重要的控制作用，但它只能由食物提供，而糖尿病患者因為必須控制飲食，所以很難從日常飲食中攝取足量的鉻。因此，常服用乾酵母片是糖尿病患者有效的輔助治療辦法。

蜂王漿

與蜂蜜迥然不同，蜂王漿是從年輕工蜂的咽頭腺分泌出來的漿汁，味道酸澀而微甜，富含蛋白質、維生素和微量元素，而含糖量僅百分之十四。值得一提的是，它內含的活性不飽和脂肪酸和多肽類胰島素，既可調節人體內分泌，增強免疫力，又可降低血糖。

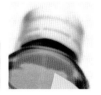

絞股藍

絞股藍（又名「七葉膽」），含有豐富的蛋白質、維生素、黃酮類和人參皂苷，是備受青睞的保健品，被譽為「南方人參」。絞股藍有增強免疫、抗疲勞、抗缺氧和降血糖的功效，對腫瘤、高血壓和糖尿病等都有一定的治療效果，且長期服用也不會有任何副作用。

咖哩

科學家們從咖哩中分離出一種凝膠狀的可溶性纖維，它能使空腹血糖值下降，糖耐量升高，血膽固醇降低，對於第一型糖尿病患者有不錯的保健功效。

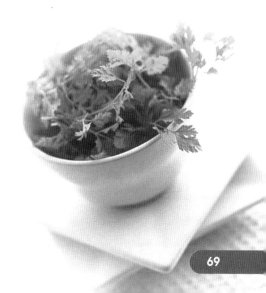

應忌口或少吃
的飲食禁忌

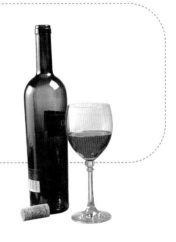

忌酒

　　所有的酒類都含有或多或少的酒精，而酒精在體內要由肝臟來解毒。糖尿病患者由於代謝紊亂，不能像正常人那樣在肝臟內儲存葡萄糖，所以肝臟的解毒能力較差。糖尿病本身會引起糖尿病性肝病，酒精會加重肝臟病變，如脂肪肝等，嚴重時可導致肝硬化。過量飲酒會引發高血脂，加速糖尿病患者高血壓及動脈硬化的發生和發展；過量飲酒還會抑制肝糖元的分解，出現低血糖並掩蓋低血糖症

> **提示**
>
> 　糖尿病況較輕微而又有飲酒嗜好的患者，一周飲酒應少於兩次，每次不超過二百八十毫升的啤酒或二十五毫升的烈酒。不宜空腹飲酒，酒的熱量應跟碳水化合物的熱量一起計算，如果喝下二百八十毫升的啤酒，則應減少主食十五～二十克。

狀而對患者不利。

此外，長期飲酒還可能導致腸道營養物質吸收障礙，造成相對的營養物質及維生素缺乏。因此，重症糖尿病會併發肝膽疾病、心血管併發症等，尤其是正在使用胰島素和口服降血糖藥物治療的患者，絕對不宜飲酒。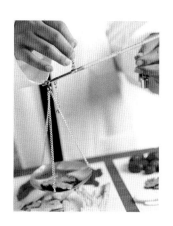

酒類含有許多熱量，每公克酒精能釋放出七大卡熱量，如果只忌澱粉而不忌酒，血中的含糖量同樣會急劇上升。還有更重要的，胰島素能增強酒精的毒性，如果患者服用或注射胰島素，將更容易引起酒精中毒。

中醫認為，糖尿病是陰虛燥熱所致，而酒乃純陽之品，古醫書《老老恆言》記載：「燒酒純陽，消灼真陰，當戒。」就是指飲酒會引起燥熱，傷害病體。

不要輕易服用中草藥

許多糖尿病患者都會嘗試服用中草藥來減緩病情，但

吃對食物

是這種治療方法也隱藏著目前尚不為人所知的副作用。因為現在的科學研究並無法證明它們確實具有治療糖尿病的效果，或是確定它們可能產生什麼有害的副作用。

醫生指出，不要輕易服用草藥，是因為即使由天然來源提煉和萃取的許多草藥，也可能造成患者不良的反應。雖然，對於必須每天注射胰島素的糖尿病患者來說，比較不會干擾日常生活的替代療法確實具有吸引力，但醫學界現在並不了解許多草藥的主要成分，以及它們可能有害的副作用。

例如，一般認為葫蘆巴鹼可減緩人體吸收葡萄糖的速率而降低血糖含量，但是它也會引起消化問題和出血，干擾抗凝血劑的作用，並且使孕婦提早產前陣痛。

由於存在潛在的副作用，所以糖尿病患者在試用任何草藥治療之前，都應與醫生商榷。

女性糖尿病患者懷孕時忌吃涮涮鍋

羊肉、牛肉、豬肉等肉類可說是火鍋的主角，但是生的肉片都可能含有弓形蟲的幼蟲或其他肉眼看不到的寄生蟲。吃火鍋時，習慣把鮮嫩的生肉片放到熱湯裡燙一下就

提示

吃火鍋時，可以用蔬菜代替肉類。事實證明，多吃蔬菜對糖尿病患者是有好處的。

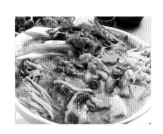

撈起食用，這麼短的加熱時間根本不能殺死寄生蟲，吃下的寄生蟲會在腸道中穿過腸壁，隨血液擴散至全身。

　　糖尿病孕婦受感染時多無明顯不適，僅有類似感冒的症狀，弓形蟲幼蟲可透過胎盤感染胎兒，嚴重的會發生流產、死胎或影響胎兒腦部發育，而發生小頭、腦積水、無腦兒等畸形。本來女性糖尿病患者要懷孕就已不容易，懷孕後又要冒著相當大的風險。所以，為了安全起見，忌吃涮涮鍋。

不宜吃西瓜

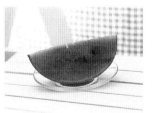

　　西瓜具有消暑止渴的功效，它既是水果，又是飲料，老少皆宜，但要知道，糖尿病患者吃西瓜是不好的。

　　因為糖尿病是由於體內胰腺的胰島 β 細胞分泌的胰島素量減少，所造成的一種身體代謝

紊亂。罹患糖尿病的患者進食糖類食品以後，血糖會迅速升高，大量葡萄糖隨尿排出體外，帶出大量水分。

西瓜含有大量果糖，在體內會變成葡萄糖，同樣會引起血糖增高，從而增加腎臟負擔，尿糖值增高，使病情加重。因此，糖尿病患者忌吃西瓜。

不宜多吃鹽

對於糖尿病的保健，醫生通常會把限制飲食，特別是限制含糖分高的食品，作為重要的防治方法來指導患者。但是，對於限制鹽分的攝取則很少引起注意。

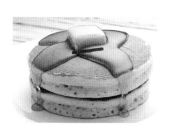

現代醫學研究證明，過多的鹽，具有增強澱粉酶活性而促進澱粉消化，和促進小腸吸收游離葡萄糖的作用，會引起血糖濃度增高而加重病情。因此，糖尿病患者也不宜多吃鹽。

不宜吃冷飲和冰品

因為冷飲和冰品中（例如：冰淇淋、雪糕等），含有較多的糖、奶、蛋等，如食用過多會使血糖驟然升高，不利於病情穩定。

不宜吃蜂蜜

　　蜂蜜具有補中潤燥、緩急解毒的作用，其食療保健的效果很好，用它來治療一些慢性病症，如高血壓、胃及十二指腸潰瘍、習慣性便祕等確有一定療效。那麼糖尿病患者能否吃蜂蜜呢？

　　據分析，每一百克蜂蜜中含碳水化合物約七十～八十克，蛋白質約○‧四克，脂肪○‧三克，水分約二十克，其餘則是人體所需要的礦物質元素（鉀、鈉、鈣、鎂）及維生素和蜂膠、蠟、色素等。由此可見，蜂蜜中的主要成分是碳水化合物（醣類），且含量極高。

　　進一步分析，每一百克蜂蜜的碳水化合物中，葡萄糖約為三十五克、果糖四十克左右、蔗糖約二克、糊精約一克。葡萄糖和果糖均為單醣，進入腸道後無需消化即可直接被吸收，而使血糖升高；蔗糖和糊精略經水解後也可被快速吸收，因此，蜂蜜的升血糖作用特別明顯。從這一點來看，糖尿病患者是不適合吃蜂蜜的。

　　此外，任何一種具有保健功能的食物，都需要食用一定的量和一定的時間後，才會體現其保健效用。假如糖尿病患者如此長期、大量地服用蜂蜜，其血糖值會變得很不穩定，對病情的控制極為不利，即便蜂蜜有某些保健功

效，最終也是得不償失。

少吃水果

新鮮水果富含維生素 C 、礦物質、水分及纖維素，這些對糖尿病患者是有益的，另外，還含有許多的果糖、葡萄糖和蔗糖，其中果糖在代謝時不需要胰島素參加，因此完全不吃水果也不適宜。糖尿病患者應該根據自己的具體情況和水果含糖量的高低選擇食用。

因為水果中富含糖分，而且能被人體迅速吸收，易引起血糖增高，所以糖尿病患者病情尚未控制，血糖、尿糖均高時，最好不要吃水果。重症糖尿病患者更不宜吃過多的水果，以免病情惡化。有時為了預防低血糖的發生，允許吃少量的水果，但必須注意血糖、尿糖的變化。如果吃了水果後，尿糖增多，則應減少主食，以免血糖升高。如果患者平時就愛吃水果，可以等病情比較穩定時，再適量的選擇

> **提示**
>
> 可以少量食用的水果有：青梅、西瓜、香瓜、柳橙、檸檬、葡萄、桃子、李子、杏桃、枇杷、草莓、甘蔗、椰子、櫻桃、橄欖等。
>
> 禁止食用的水果有：棗、荔枝、香蕉、西紅柿、鳳梨、乾棗、蜜棗、柿餅、葡萄乾、杏乾、桂圓等。

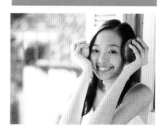

糖分較低的水果食用。

　　吃水果的最佳時間是在餐前一小時，這可使水果中的維生素 C 和果糖發揮幫助食物消化的作用。若一次吃下的水果量較多，則應減少主食量。如吃下一百克西瓜，應減少主食五克；如每天吃二百克水果（梨、蘋果、桃等），可減少主食二十五克。總之，糖尿病患者不宜多吃水果。

不可讓自己餓過頭

　　飲食治療是糖尿病的基本療法之一。但是有些糖尿病患者卻把飲食治療片面、簡單地當做是飢餓療法，這是一個很大的誤解。

　　人們要從事工作、學習等必須使用體力及腦力的活動，就需要消耗大量的能量，即使是在休息的情況下，心、腦、肝、肺、腸等重要器官也都在不停地進行著生理活動，同時也在大量消耗能量。如果能量補給不足，勢必影響人體的生理活動，因此需要及時補充。

吃對食物

有些糖尿病患者認為，在血糖過高時可實施飢餓療法，等血糖降下後再吃東西，這種想法是錯誤的。這樣只會使升糖激素更加活躍，病情更難控制。

糖尿病是由於胰島素的作用不足所引起，其升糖激素大多呈現正常或過高。當飢餓達到一定程度，血糖也會短時間下降，降到一定限度就會刺激升糖激素的大量分泌，而這種分泌量往往超過當時的需要量，引起血糖反跳性的過度升高，使病情更難控制。所以，有些人雖然感覺肚子已經很餓，但幾小時後化驗血糖仍然很高。

糖尿病患者如果飢餓時間過長，能量得不到足夠的外源補充，就會動員體內的脂肪及蛋白質分解。脂肪大量分解會產生丙酮、乙醯乙酸、β-羥基丁酸等有害代謝產物；蛋白質大量分解則會引起一些器官的功能障礙，出現酮症酸中毒等併發症，心臟和腎臟等臟器的功能也會受到損害，所以三餐一定要定時。

慎食碳水化合物

碳水化合物是各種不同類型醣的總稱，它主要包括：單醣，指葡萄糖、果糖、半乳糖等，這

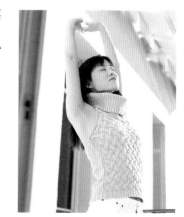

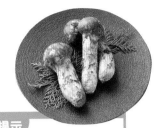

些糖不需要在腸道中分解，吸收入血液的速度最快；雙醣，指甜食中的蔗糖，奶中的乳糖及麥芽糖等，雙醣只分解一次，吸收速度僅次之單醣；可消化的多醣，指米、麵等各種食物中的澱粉；不好消化、不可消化的多醣，指蔬菜、水果中的纖維素（即膳食纖維）。

　　單醣和雙醣都有甜味，多醣則沒有甜味。各種類型的醣都必須在腸道中被消化成單分子的葡萄糖後，才能被人體吸收進入血液。糖尿病患者的飲食應盡量避免單醣和雙醣類的食物，多醣類的澱粉也要盡量少攝取；只有在低血糖時才可稍吃些有甜味的單醣和雙醣類食物，以使血糖快速回升到正常水準。

　　膳食纖維（纖維素）也是一種多醣類的碳水化合物，但不能被人體吸收，因此不會為人體產生熱量。但對控制血糖來說，卻有著非常重要的作用，因此糖尿病患者應多

吃對食物
輕鬆應付糖尿病

攝取膳食纖維。

忌吃高糖分食物

　　對於糖尿病患者，一切糖類，包括紅糖、冰糖、葡萄糖、麥芽糖、巧克力、牛奶糖、水果糖、蜜糖，以及加糖的食物或飲料，如汽水、糖水、蛋糕、果汁、果醬、冰淇淋、甜味飲料、甜餅乾、甜麵包、果醬、蜂蜜及糖製甜食等，皆應忌口或少吃，因為以上食品含糖量都很高，吃了容易讓血糖升高，甚至糖分較高的水果，也應限制食用量。

提示

　　對於那些胰島素依賴型的糖尿病患者，則必須隨時準備方糖或含糖飲料，以便出現頭暈、冒冷汗、發抖或臉色發白等低血糖症狀時，可立刻應急。

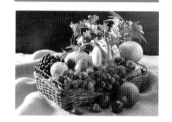

少吃肉類

　　肉類吃得過多，也會使糖尿病患者血脂升高，增加冠心病的發生機會。滷肉、回鍋肉、香腸、腩肉、排骨肉、皮、內臟、臘味、燒味等肉類食物的熱量很高，患者吃了容易發

胖。因此肉類食品的攝取量應計算在蛋白質和脂肪的分配量中。

　　另外，魚肉烹調宜清淡，烹調時，不宜用過多的油、太白粉、鹽或豉油；避免過多的加工食品，例如牛肉、豬肉鬆和罐頭食物。

忌吃油炸、油煎的食物

　　少吃動物性的油或皮，少吃花生、瓜子、腰果、松子、核桃等熱量高的堅果類食物；烹調時宜用清蒸、水煮、涼拌或滷、燉、紅燒，少用炒、炸、煎的方式。減少高脂肪食物的攝取，少吃動物脂肪，例如肥肉、雞皮、大骨湯及油炸食品。

忌吃膽固醇含量高的食物

　　膽固醇含量高的食物及動物脂

> **提示**
>
> 　除了上述食物外，花生粉、ＸＯ醬、沙茶醬、芝麻醬、沙拉醬等有熱量的調味料也應禁用。而醬油、鹽等太鹹的調味料，最好少用，以減少併發心血管、腎臟等方面的疾病。

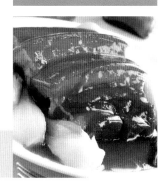

吃對食物

輕鬆應付糖尿病

肪應盡量少吃，甚至避免，如動物的腦、肝、心、肺、腰等，以及蟹黃、蝦卵、魚卵、蛋黃、肥肉、黃油、豬牛羊油等，因爲以上食物易使患者血脂升高，易發生動脈粥樣硬化。

忌吃高澱粉類食物

甘薯、馬鈴薯、芋頭、菱角、栗子、毛豆及各種豆類皆屬於高澱粉類食物，不可任意食用，吃了這類食物，米飯量就必須減少。

不宜用膏狀補品和藥酒進補

糖尿病患者在冬季進補，一則可以起補益作用，二則可利用某些中藥進行糖尿病治療。但糖尿病患者最好不要服用膏狀的補品進補，因爲大多滋補用的膏狀補品是以蜂蜜和各種膠類藥物（如驢皮膠、鹿角膠等）爲基本原料。蜂蜜含有多

> **提示**
>
> 具有補益作用的低度酒，如葡萄酒、黃酒等還是可以適量飲用的，這些酒的含酒精量都在百分之二十以下，並且含有一定的營養素和保健功效，但也不要空腹飲用。

種糖分，服用後會引起血糖波動；而膠類補品攝取後可能會引起糖尿病患者的排便不順暢，使消化殘渣在腸道滯留時間增加，同時也會引起血糖上升。

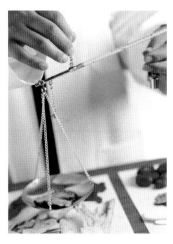

冬季，糖尿病患者進補的原則是「一通二補」。一通是指必須保持消化道通暢，減少小腸對糖分的吸收，保持排便順暢以有利於氣血的運行。二補是以補陰為主，兼以補氣，可對症選用滋腎、生律、清熱為主的方劑煎服；兼氣虛者可適量加人參、黃耆等補氣之藥。

因為糖尿病患者飲酒要嚴格節制，所以也不宜服用藥酒。因為藥酒多為酒精度數較高的白酒所浸泡，飲用藥酒不僅會導致血糖波動，而且會影響降糖藥物的效果，如服用磺尿類藥物時飲酒，患者可能出現心悸、氣短、臉紅等不良反應。注射胰島素的患者，空腹飲酒極易引起低血壓，甚至有生命危險。

少吃快餐、速食、披薩

常吃快餐、速食易誘發糖尿病。時下不少都市人將快

吃對食物
輕鬆應付糖尿病

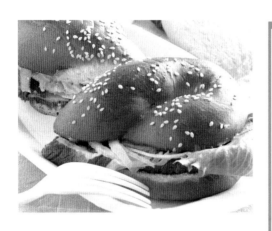

餐、速食當做「家常便飯」，甚至長期維持這樣的飲食習慣。實際上，快餐和速食大多含高熱量、高脂肪、高蛋白質，長期食用將使人的體內過蓄積過多脂肪而發胖，降低胰島素敏感性，很容易誘發糖尿病。

另外，深受國人喜愛，儼然已成為一種流行主食的披薩，對糖尿病患者也是極其危險的。患者在食用披薩後，血糖含量不會立即顯著提高，但經過四～五小時後，血糖含量仍會繼續升高。下午時刻食用披薩對糖尿病患者的危害尤其大。

少吃粽子

不少糖尿病患者平日都能遵照飲食原則，但在特別節日時卻常抗拒不了應景食品的誘惑。雖然偶爾為之不至於對病情有嚴重影響，但仍必須有節制。

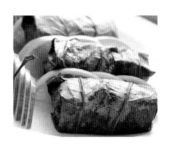

端午節的應景食品——粽子，以糯米為主材料，配以肥肉及鹹蛋黃，或以蓮蓉、紅豆為餡料，吃時再蘸砂糖或糖漿。糖尿病患者在吃粽子時，應特別留意，因為糯米屬於澱粉含量高的食物，是應少吃的，而且糖尿病患者必須控制油脂的攝取量，粽子餡料中的肥肉也不宜進食。再加上吃粽子時會蘸醬料，蓮蓉粽子多用罐頭蓮蓉為材料，或使用糖精，這些都對患者的血糖升高有影響，應盡量少吃。

> **提示**
>
> 粽子吃多了不易消化，另外，粽子在水中煮的時間愈久，米粒的糊化程度愈高，對進食後的血糖值影響很大，所以應注意粽子不要煮得過爛。在炒煮其他配料時，應以少油為原則，避免吸收太多油分。烹調粽子時，以水煮或清蒸為佳，不宜油炸。
>
> 如果患者想吃粽子，可以自己動手做，以瘦肉取代肥肉，或者選擇全穀物、紫米和素食粽子。

吃對食物
輕鬆應付糖尿病

不宜吃月餅

中秋佳節，月餅是不可或缺的應景食品。月餅味美、營養豐富，但是有些慢性病患者卻不宜多吃，否則容易引發新病，或使舊疾加重。這些患者就包括糖尿病患者。因為月餅含糖量高，是糖尿病患者應忌口的食物。

如患者貪一時口慾，常會導致身體的代謝紊亂，削弱胰島素的固有作用，使血糖陡然增加，加重病情，甚至還可能誘發酸中毒而昏迷。因此，絕對不能貪吃月餅。

第三章

糖尿病的
日常生活保養祕訣

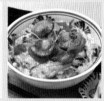

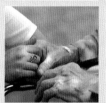

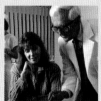

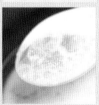

糖尿病的
日常生活保養祕訣

　　糖尿病是一種終身性疾病，在目前的醫療水準下還不能完全根治，因此必須終身護理、治療。這就要求患者在注意飲食之外，還要注意日常生活中的其他習慣，並且常常關注自己的病情變化，以便及時得到控制。

　　俗話說：「要活就要動。」適當的運動對所有人都是有益的，運動對於糖尿病患者來說更加重要，保持運動的習慣，可以刺激胰島素的分泌和作用，進而控制血糖。飲食管理和運動療法是糖尿病治療的兩大基石，只有基礎牢固，藥物才能發揮最大的效果。許多病情較輕的患者，僅僅靠飲食管理和適度運動，不需藥物也能使病情得到有效控制。

　　除了運動之外，還要注意其他一些日常習慣與愛好，根據自己的病情加以改正或調整，這樣才能更完善地保護好自己的身體。下面就介紹一些糖尿病患者生活中需要注意的事項。

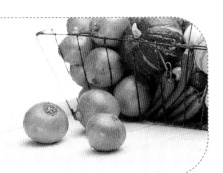

糖尿病患者的
日常護理重點

常進行口腔護理

糖尿病患者好發齲齒、牙周病等疾病,當患者發生口腔潰瘍或牙周病時,一定要及時就醫。平時則應多留意口腔的衛生,口腔護理極為重要。

口腔護理的目的是為了保持口腔的清潔、濕潤,使患者舒適,預防口腔感染等併發症,還可以防止口臭、口垢,保持口腔正常功能。

另外,可以透過觀察口腔黏膜和舌苔的變化,以及特殊的口腔氣味,了解病情的發展。

提示

患者若要拔牙或進行牙科治療時,須先進食,並檢測血糖,以免治療後暫時不能進食,而造成低血糖。

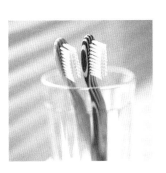

糖尿病的
日常生活保養祕訣

口腔護理的方法可根據不同病情，選用以下的溶液來漱口：

1. 百分之一～二的過氧化氫溶液──有防腐、防臭作用。

2. 百分之二～三的硼酸溶液──可改變細菌的酸鹼平衡，起抑菌作用。

3. 百分之一～四的碳酸氫鈉溶液──對適應在酸性環境下生長的細菌和黴菌有抑菌作用。

4. 百分之〇‧一的醋酸溶液──用於綠膿桿菌感染等。

預防眼睛病變，
睡覺時最好開盞燈

糖尿病是一種常見的內分泌疾病，聽起來似乎與眼睛沒有太大的關係，其實不然。目前由糖尿病引起的直接急性併發症，如酮症酸中毒、高滲性昏迷等臨床上並不多見。眼部病變則是糖尿病最為常見的慢性併發症之一。

一旦發生糖尿病性的眼疾，患者視力會減退，甚至失明，失明率

提示

糖尿病患者應每年進行視網膜檢查。第一型糖尿病患者發病五年後應每年檢查一次，第二型糖尿病患者從發病起即須每年檢查一次。如眼部有異常感覺，則應增加檢查的頻率，如每半年或三個月一次。同時要嚴格控制血糖和血壓，降低血脂，盡量延緩糖尿病視網膜病變的出現。

是正常人的二十五倍。全世界人口導致失明最重要的原因之一，就是糖尿病性眼疾，因此，糖尿病患者萬萬不可忽視眼部病變。糖尿病引起的視網膜病變，早期治療效果較好，療效也更佳。但糖尿病性眼疾重在預防，應避免其受傷或感染。

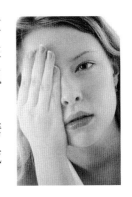

長期罹患糖尿病的人，視力會隨病況發展而衰退，有一個方法可以預防和減低糖尿病視網膜病變發生的機率。這個小訣竅很簡單，即保持開燈睡覺的習慣。睡覺時如果留一盞夜燈，光線透過眼瞼進入視網膜，可避免眼睛為適應黑夜而消耗更多的氧氣，幫助糖尿病患者減低發生失明等嚴重併發症的風險。

保持足部衛生

糖尿病患者的腳部因血管病變造成供血不足，細菌感染後常常引起嚴重的損傷、潰瘍、壞疽，這就是糖尿病足。

糖尿病足的主要症狀是下肢疼

> **提示**
>
> 不可用熱水袋保溫足部，切勿以電熱器烘腳。如果使用電熱毯，切記睡前關掉開關。有許多糖尿病患者對電毯熱度過敏，而導致燒傷皮膚。
>
> 每天應檢視足部一次，一旦有傷口，須及時治療，否則可能導致壞疽而截肢。

糖尿病的
日常生活保養祕訣

痛及皮膚潰瘍。病變早期的表現為抬高下肢時足部皮膚蒼白，足背發涼，足背動脈搏動減弱以至消失；間歇性跛行，進而甚至不能行走，行走時疼痛難忍。病情嚴重時，患者的下肢特別是腳上會出現壞疽，最終可能導致殘廢。

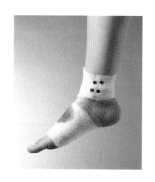

糖尿病足應該早期預防治療，採取積極的措施控制血糖；注意足部的衛生，可以每晚用肥皂及溫水洗腳，特別要注意足趾縫間。洗完腳後，要用柔軟的毛巾輕柔而徹底地擦乾，不要過度用力摩擦，以防止發生任何微小的皮膚損傷。擦乾後用乳液充分摩擦，使皮膚柔軟，防止乾裂。

要保持足部的血液循環暢通，同時保持足部的乾燥保暖。若趾甲質脆，可每晚用硼砂加微溫水（每公升水加一湯匙硼砂）浸泡半小時，以軟化趾甲，然後用植物油按摩趾甲周圍。趾甲不要修剪得過短，以免損傷趾甲邊緣，造成繼發感染。

泡腳時水溫不宜過熱

現在很多人有泡腳的習慣。晚上睡覺前，用一盆熱水泡泡腳確實有舒緩放鬆的功效，而且也有一定的保健作用。在一些中老年人中，泡腳已成為他們的生活習慣。但是，不是所有的人都適合泡腳，尤其是糖尿病患者要特別慎重，建議糖尿病患者泡腳時水溫不要超過體表溫度。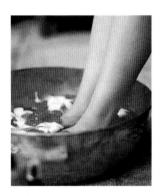

當人體的皮膚遇到較高溫的熱水時，局部的血管會擴張，血流會加快，這樣血液會把多餘的熱量帶走，使局部不至於受到傷害。足部肌膚感受到高溫時，也會有反射動作使腳迅速避開，以避免長時間接觸熱水，而糖尿病患者的這種功能則大大衰退。

因為患者的高血糖會造成全身周圍神經、微循環和血管病變，這種變化在足部也會發生。周圍神經病變會導致足部的皮膚感覺異常，肌肉萎縮，皮膚乾燥和汗液分泌異常，使足部的防禦功能下降。血管、微循環病變會導致足部的血液供應減少，足部的各組織營養變差，恢復能力變弱。

糖尿病的
日常生活保養祕訣

糖尿病患者泡腳時，一方面足部皮膚因感覺異常而無法判斷水溫的高低，使腳不知趨利避害；另一方面微循環障礙和血管病變使皮膚血管不能正常擴張，血液供應的減少也使皮膚沒有足夠的血液把熱量帶走，使熱量在局部聚集而易發生燙傷。據統計，糖尿病患者因燙傷引發糖尿病足壞疽的占百分之十五，給患者帶來巨大痛苦和損失。

不可忽視「香港腳」

夏、秋季節是腳癬的發病高峰期，腳癬俗稱「香港腳」，又稱「腳氣」，主要表現為腳趾縫間發癢難忍、起水泡、皮膚破潰。這對一般人來說後果並不嚴重，但對糖尿病患者可就會引起災難性的後果，可能會導致截肢而終生殘疾，更嚴重者還可能會喪失生命，因此絕不可忽視。

> **提示**
>
> 糖尿病的嚴重性主要在於併發症，肢端壞疽是糖尿病嚴重的併發症之一，僅美國每年因糖尿病壞疽而截肢者超過四萬人。如果有「香港腳」，一定要及時治療，以防併發感染而引起嚴重後果。

糖尿病會引起四肢血管病變，由於血管病變導致腳部的血液供應減少，抵抗力下降，易引起感染，稍有不慎即可發生潰瘍、壞死而帶來嚴重後果。「香港腳」是導致糖尿病患者足部潰爛壞死的常見原因。

積極的防護是提高生活品質的關鍵。因此，要注意四肢缺血的早期症狀，如四肢發涼、怕冷、麻木、行走後痠困無力或疼痛、皮膚顏色的改變等，出現其中一個症狀就要及時就診。千萬不要錯失良機，造成終生遺憾。還要避免肢體外傷，任何形式的外傷，哪怕對正常人是微不足道的皮膚外傷，糖尿病患者也要加以重視。

穿鞋要合腳

糖尿病患者不但要保持足部衛生，而且選鞋時也有講究，楦頭要寬大，且鞋長要夠，以腳趾能完全伸直且可稍活動為宜；鞋的透氣性要好，以布鞋和帆布鞋最佳，最好有兩、三雙鞋替換著穿，以保證鞋子的乾燥。

腳型比較特殊的人，應特別訂做適合自己腳型的鞋，以免造成擠壓。新鞋一定要試穿，試穿時間不應過長，如無不適，可逐漸增加每天穿用的時間，直到習慣為止，鞋口鬆緊要適中，以免影響血液循環。

> **提示**
>
> 糖尿病患者也必須每天換穿乾淨的襪子，最好穿羊毛襪或純棉襪，因為這兩種襪子透氣吸汗，可以保持腳部乾爽。
>
> 不要穿襪口有鬆緊設計或彈性的纖維襪，穿這類襪子會把你足部的血液供應切斷。

糖尿病的
日常生活保養祕訣

洗熱水澡要注意水溫

糖尿病患者在洗熱水澡或三溫暖時要格外小心。沐浴時溫度過高，會引起心跳加快，如果你的心臟本身已有問題（例如曾經發生過心絞痛），過快的心律將有致命的危險。

提示

建議洗澡水的溫度不要超過四十度，在水中待的時間不要超過二十分鐘。必要的時候可以向醫生諮詢，以便找出最適合自己的方式。

當身體處於過熱的環境時，心臟不得不加倍工作以增加皮膚的血流量，透過流汗把從水和空氣中吸收的多餘熱量散發掉。特別是正在使用胰島素控制血糖的患者，注射胰島素後，部分脂肪和肌肉組織周圍的局部血流量也會因此增加，這樣就加快了身體對胰島素的吸收速率，結果可能使本來應該花一個晚上來作用的胰島素劑量被加速地吸收，進而導致在沐浴後的幾個小時內出現嚴重的低血糖。

糖尿病患者的日常起居注意要點

心態調整很重要

被確診爲糖尿病之後，的確會給人帶來許多情緒上的影響，如恐懼、悲傷等等，甚至有人會因此引發心理障礙和憂鬱症。糖尿病雖然是一種嚴重的疾病，但它並不是絕症。糖尿病對你來說，可能是伴隨終生的一種挑戰，另一方面，它也是你必須承受的負擔。

這時就應該調整好自己的心態，勇敢的面對人生，克服消極情緒，建立一種信心，確信自己的病與別人的病不一樣，相信自己有戰勝疾病的能力。擁有一個良好健康的心態，對糖尿病的預防也是有其積極作用的。

糖尿病的
日常生活保養祕訣

　　因為吃得多、運動少容易
引起血糖升高，各種心理不平衡會進
一步加強胰島素抵抗，促使糖尿病的發
生。當有這種情況，也許你本來還可以晚兩年才
得糖尿病，卻可能因為一次較大的精神刺激，很長時間的
愁眉不展，而很快讓糖尿病找上你。

　　不要因為得了糖尿病就垂頭喪氣，當你情緒不好的時
候，你可以把它發洩出來，可以向家人傾訴，還可以去找
心理醫生諮詢。總之，讓自己的心情放輕鬆，用更積極樂
觀的態度面對，你也可以重拾健康的人生。

保持生活規律

　　糖尿病患者平時要注意生活規律，有規律的生活對長
期穩定控制血糖及防治併發症有很大的影響。反之，生活
沒有規律，不注意飲食控制、適當活動及控制體重，將會
產生可怕的後果。

　　當血糖不能很好的被控制，併發症會不知不覺地進
展，如視網膜病變，最終可導到失明；神經病變可導致肢

體麻木、疼痛；腎臟損害可引發尿毒症；嚴重的肢端壞疽，則會導致截肢的命運；動脈硬化可引起冠心痛、心肌梗塞、腦梗塞、腦血栓、腦出血等。

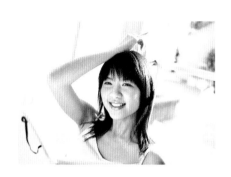

因為糖尿病的預後決定於併發症，為預防併發症的發生，應首先養成有規律的生活習慣。每日三餐必須定時定量；每天工作、運動或學習的時間及工作量必須保持一定；保持充足的睡眠，每天的作息時間應大致相同；保持標準或接近標準的體重，肥胖者應有計畫的減肥。若因特殊情況，如外出開會、旅遊等難以做到生活規律時，應就藥物、飲食、活動三方面靈活調整。

在特殊的節日時，患者常會因為高興而忘記了正常的飲食和休息，這樣會造成血糖波動較大，導致病情加重。所以，提醒大家在高興之餘，千萬不要忘了保持正常的生活規律。

鍛鍊、增強肌肉

受過肌肉訓練的人，對胰島素的敏感性會有所提高，為維持血糖正常而需要的胰島素量會因而相對降低。這意

糖尿病的
日常生活保養祕訣

味著，糖尿病患者可以藉由運動，減少胰島素的用量。

患者可選擇一些運動使自己的肌肉更加健壯，這樣有利於肌肉對葡萄糖的利用。因此要選擇的運動是耐力性、全身性的，不過，每次運動前都要有十分鐘的暖身時間。要注意運動療法應和飲食控制及藥物治療相結合，等血糖和尿糖基本穩定後，再開始運動療法。避免空腹和注射藥物後六十～九十分鐘內運動，以免發生低血糖；避免在腿部注射胰島素等。在嘗試增強肌肉強度之前，應先詢問醫生，最好在醫生的指導下進行。

> **提示**
>
> 科學家發現，有氧運動可以大大提高肌肉吸收葡萄糖的能力，有助於降低血糖。重要的是，應正確選擇運動時間，吃完飯兩小時後再做運動比較適宜。進食之後血糖含量會增加，適量的運動有助於糖的消耗。

常打扮自己使心情愉快

很多糖尿病患者在得知自己罹患「不治之症」後鬱鬱寡歡，精神沮喪，自暴自棄，悲觀失望，以至於生活喪失信心，對自己的穿著打扮也開始變得

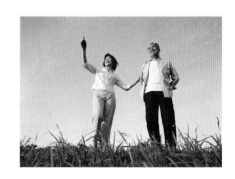

不注重。

　　這時患者如能樹立戰勝疾病的信心，花點心思將自己打扮得容光煥發，將會帶來青春的活力，反而更顯得亮麗、健康。適度合宜的打扮，能讓人感到更加年輕，也能為自己增添更多的自信。當每天看到鏡中美麗、瀟灑的自己，心情也會跟著輕快起來。

　　這種自我陶醉的感性心理，可使患者暫時忘了自己的病況。因為人們心理上的安慰和滿足，可產生良好情緒和情感，有利於消除憂傷，對糖尿病控制十分有益。當罹患糖尿病的時候，憂鬱是一點好處也沒有的，與其滿面愁容地活著，不如打扮漂亮點，快樂地迎接每一天。

性生活須有所節制

　　糖尿病會造成代謝障礙、睪丸障礙、雄性激素和副腎皮質激素分泌低下等內分泌功能障礙，從而引起男性陽痿。只要糖尿病不痊癒，這些症狀就會存在，因此，半數的男性糖尿病患者會發生陽痿，即勃起功能障礙。

　　除了因糖尿病併發血管和神經病變所導致的器質性陽痿（因外生殖器畸形、心血管疾病或內分泌疾病所造成的無法勃起），也有部分是由藥物或心理因素引起的，雖然不會危及生命，但是嚴重影響生活品質。

糖尿病的
日常生活保養祕訣

　　雖然性功能和性交能力在某種程度上還是可以恢復，但糖尿病患者有很多對性事提不起興趣，或有陽痿、冷感之症狀，這是性神經衰弱萎縮的現象。也有些會出現性荷爾蒙分泌不正常，在此情形下，如仍勉強做愛，對病情十分不利。

　　中醫認為糖尿病是屬陰虛之症，任何損陰的行為，都對此病不利，而性行為正是耗陰之首，所以列為應忌之一。

控制體重，不宜發胖

　　現在醫學研究已經逐漸發現到，肥胖、糖尿病、高血壓等疾病都存在一個共同的病理基礎──胰島素抵抗，即人體對胰島素不敏感而反饋性分泌更多胰島素。大多數糖尿病患者體重都會超重十～二十公斤，減去多餘的體重將有助於控制病情。體重減少三公斤，血糖就會有明顯下降。

　　肥胖可分為兩種類型，一種叫做蘋果型肥胖，體型像個蘋果，是圓的，肚子特別大，四肢則較細，也叫中心性肥胖。這種肥胖者的脂

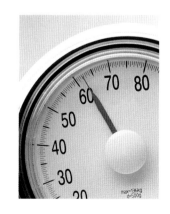

肪都堆積在心臟、胰線、肝臟和腎臟周圍，對身體影響很大，容易得糖尿病、冠心病和高血壓。蘋果型肥胖在男性較爲常見，但女性也有。

另一種叫做梨型肥胖，脂肪主要堆積在臀部和大腿，這種肥胖對健康的影響稍微小一點。保持身材的胖瘦適中，對健康是有絕對影響的，如果你有蘋果型肥胖，腰圍很粗，就更得注意加強身體鍛鍊。

戒菸

第一型糖尿病患者在良好控制血糖和戒菸後，其微量蛋白尿的風險也會迅速降低。國外一些學者對正常蛋白尿的患者進行研究，結果發現，在糖化血紅素（HbAlc）上

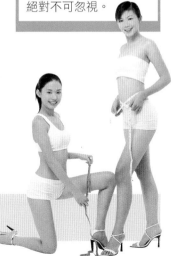

提示

避免肥胖不僅是盡量減輕自己多餘的體重，另一層更重要的涵義是，要避免吃油膩的食物，如肥肉、油脂食品，都是高脂肪、高熱量的東西，雖不會直接提高血糖，但卻大大減低了身體對血糖的正常消耗，間接將血糖提高。

另外，過多的脂肪會妨礙醣類的代謝運作，容易產生酮症酸中毒，這是十分嚴重的症狀，絕對不可忽視。

糖尿病的

升到百分之八之前，微量蛋白尿發生率沒有任何改變。但一旦超過該值，微量蛋白尿發生率會急劇上升。

如果一個患者以前血糖控制不好，但後來改善了，其發生糖尿病腎病的危險性將顯著降低。而且，是否吸菸與發生微量蛋白尿的危險也明顯相關，因為吸菸是導致微量蛋白尿的關鍵因素。

這是由於香菸中的菸鹼酸會直接刺激腎上腺素的分泌，造成血糖的升高。少量的菸鹼酸對中樞神經有興奮作用，但量大時，反而會有反效果，對中樞神經產生麻痺和抑制作用，這對糖尿病患者極為不利，對胰島素的分泌有不良影響。

吸菸後，人體血中的兒茶酚胺濃度增加，會刺激交感神經活性，造成血壓上升，脈搏加快，末梢血管呈收縮狀——這些都直接影響患者對胰島素的吸收。吸菸者接受胰島素注射治療時，要比不吸菸者多百分之二十～三十的量才有效，所以糖尿病患者應戒菸。

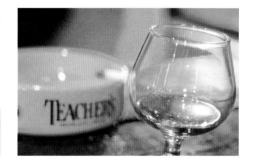

避免過度疲勞和壓力累積

　　人們日常動作所消耗的熱量，坐姿每分鐘一‧三二大卡，站姿每分鐘一‧五大卡，每分鐘八十公尺的步行需三大卡。熱量消耗後，不及時補充，就會產生疲勞，疲勞的長時間持續，會使體內器官發生故障，熬夜最消耗熱量，要盡量避免。糖尿病患者如沒有從事消耗體力的工作，就不應增加熱量的攝取。

提示

適量的運動可分解肌肉中的糖分，降低血糖，減少胰島素用量。控制飲食可以限制一天的所需熱量，運動可以消耗體內多餘的熱量，對糖尿病十分有效。

　　壓力來自外界的冷熱刺激和精神、心理的緊張狀態，壓力長久持續會使內分泌失去平衡，體內器官會發生變化，如血壓升高、尿蛋白增加等。糖尿病患者有許多是因生活壓力、飲酒過度引起的，不吃早餐匆匆去上班，午餐吃得太多，都容易引起糖尿病。

　　糖尿病患者要特別注意消除不必要的壓力，放慢生活節奏，簡單的早操和適度的運動，對解除壓力十分有效，對自己病情的控制也很有效果。

糖尿病的
日常生活保養祕訣

注意保暖，避免著涼或受到其他感染

糖尿病患者應隨時注意身體的保暖，千萬不要使身體受涼，一旦著涼會使體內出現炎症而導致血糖升高，使病情加劇，特別要防止下肢循環障礙。因為寒冷會使血管收縮，組織供血減少，所以患者應穿保暖的鞋襪和褲子。坐著時，不要盤腿或翹二郎腿，以免壓迫下肢血管，造成循環不良。

任何感染都有可能導致糖尿病的加重。糖尿病患者一旦發生呼吸道感染、肝炎、腸胃炎、胰腺炎、結核病、肺炎、尿道感染等等，應盡快治好，否則很容易引起多種併發症狀。

不宜在早晨運動

運動是糖尿病康復的主要方法之一。經常運動，能夠控制病情，減少併發症。但是，糖尿病患者最不適宜在早晨運動。

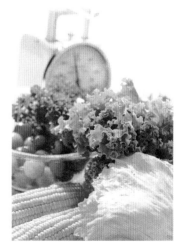

經常有在早晨空腹運動而致昏厥的糖尿病病例。這是因

為早晨氣溫較低，而糖尿病患者又多有心腦血管併發症，遇冷空氣刺激或勞累時很容易突然發病。另外，清晨時分大多數人都是空腹運動，這樣極易誘發低血糖，甚至引起低血糖昏迷。

再者，清晨空氣污染嚴重，尤其是起濃霧的早晨，此時運動的人呼吸加深加快，污物、灰塵、細菌很容易經由呼吸道進入體內。特別是糖尿病患者，抗病能力差，極易造成肺、氣管感染而加重病情。

糖尿病患者（尤其併發有心腦血管疾病者）應把清晨到上午九點作為自己的「警戒線」，在此時間內不要急躁、緊張、生氣等，也不要參加較大運動量的活動。糖尿病患者運動的時間最好改為下午或傍晚。

須有充足良好的睡眠

睡眠不好或太少的人都容易患糖尿病。一般認為糖尿病主要是由於遺傳、肥胖和運動量過少三大因素造成的。然而，一個人如果連續一個星期每天只睡四個小時，這必將對人體吸收糖分產生副作用。而對已經有糖尿病的人來

糖尿病的
日常生活保養祕訣

說，睡眠不好更會加重病情。

日常生活中，良好的睡眠能夠保持身體的健康，要注意養成有益的睡眠習慣。睡眠時間的多寡，三十多歲的人應為八小時；四十～五十歲的人為七個半小時左右；六十～七十七歲則要八個半小時才夠。就寢前避免喝咖啡和茶，水也要少喝，心情放鬆，不能有飢餓感。

不宜走在不平坦的路面

對於患有糖尿病的人，經常散步是很有好處的，但是糖尿病患者不適合在不平坦的路面，例如由鵝卵石鋪成的步道上走動。

這是因為長期患有糖尿病者，由於其神經系統本來就已受到損害，當他走在凹凸不平的路面上時，很容易被割傷。而腳部的保護，對糖尿病患者尤為重要，如果一時疏忽，將間接使患者的神經系統受到影響，而他們的雙腳也可能失去感覺，造成不必要的傷害。糖尿病患者散步時應穿上舒軟透氣的鞋子，選擇平坦的路面行走。

擁有開闊的心胸

負面情緒對人心理和生理影響

都非常巨大，它包括怨恨、憤怒、沮喪、嫉妒和力所不及等多種感情因素。這些能使皮質激素、去甲腎上腺素等激素分泌增多，並易引起人體免疫機能紊亂，大腦功能失調，抗疾病能力減弱，從而使糖尿病加重，以及糖尿病併發高血壓、冠心病等疾病發生率大大增加。故糖尿病患者要克服妒忌之心，加強個人修養。

容易悲觀、鑽牛角尖的人應多參加一些社交活動，適當的時機可以去看一下心理醫生，把握好自己的心態，擺正自己的位置，真實地面對生活。

患有糖尿病的女性懷孕要特別小心

國內外醫學研究發現，患有糖尿病的育齡婦女如果受孕，或者妊娠併發糖尿病，不僅會嚴重影響孕婦的身心健康，而且還能造成胎兒畸形、智力低下，對優生優育極為不利。因此，建議患有糖尿病的女性如有打算懷孕，須格外小心。

糖尿病是一種慢性內分泌代謝

> **提示**
>
> 糖尿病孕婦也易發生糖尿病性腎病，視網膜炎、酮症酸中毒、高血壓、先兆子癇（又稱「懷孕水腫蛋白尿高血壓」）和腎盂炎等併發症，嚴重威脅母體和胎兒的生命安全。

性疾病，由於患者體內糖代謝異常，懷孕後胎兒長時間受高血糖影響，容易造成胎兒發育龐大（一般體重可達四千

糖尿病的
日常生活保養祕訣

克以上）。這種巨嬰在分娩
時會引起難產，導致新生
兒窒息和產傷。

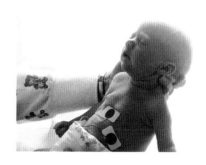

　　同時，糖尿病孕婦從
懷孕七週開始，由於母體
高血糖和酮症酸中毒，還
會繼發胎兒胰腺 β 細胞亢進，引起胎兒的高胰島素血症，
致使胎兒發生早期臟器畸形，影響胎兒各系統的發育。

　　因此，女性糖尿病患者只有在做好糖尿病控制後，方
可嘗試懷孕，否則應考慮長期避孕。

精神刺激和緊張會誘發糖尿病

　　第二型糖尿病的發病原因與不健康的生活習慣有關，
其中除了飲食習慣、缺乏運動鍛鍊之外，也跟生活狀態，
如生活中的困難、意外事件、親人的亡故等有關。經流行
病學調查統計，工作節奏快、生活緊張、一天到晚把神經
繃得緊緊的人易得糖尿病。

　　這是為什麼呢？首先，精神緊張就會使對抗胰島素的

腎上腺素、甲狀腺素等激素的分泌增多，同時，精神緊張會使中樞神經系統發生紊亂，也會引起內分泌失調。緊張時，大腦皮質會分泌一種促使血糖升高的物質，可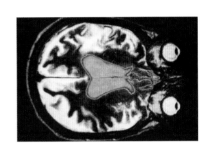能是第二型糖尿病的誘因之一。當你覺得精神緊張時，不妨做一下深呼吸，或者轉移注意力，想一些愉快的事情。

避免獨自一人開車

隨著經濟繁榮與生活水準提高，開車出門的人愈來愈多，對於酒後駕車的危險性，大家都有認識，然而對於糖尿病患者開車的危險性卻認知不足。

開車時需要精神高度專注，而糖尿病患者，特別是接受胰島素治療的病人，隨時有低血糖的危險。低血糖反應輕者會注意力不集中，意識模糊，重者可導致昏迷。另外，糖尿病患者往往併發有視網膜病變，從而影響視力，顯然開車對他們自身及他人的生命安全都是一個嚴重威脅。

糖尿病患者開車前，應注意自己是否有低血糖的某些狀況，自己的視力如何，反應是否靈敏。另外，開車前一

糖尿病的
日常生活保養祕訣

定要檢查血糖，並帶上一些糖果備用，以防低血糖發生。

定期進行檢查

糖尿病患者的定期檢查是很重要的，這有助於監控病情的發展，為藥物的使用提供依據，增加藥物的療效，減少不良反應（如低血糖等），如果檢查發現併發症就可及時治療。

檢查內容包括：

* 血壓、脈搏、體重及腰、臂圍測量，應至少每周測定一次。

* 血糖及尿常規檢查，尿常規中尤其應注意尿糖、尿蛋白、尿酮體的情況，應至少每個月檢查一次。

* 糖化血紅素（HbAlc）檢查，每兩～三個月檢查一次。

* 尿微量白蛋白檢查，每六個月～一年檢查一次。

* 眼部檢查（應包括眼底檢查），每六個月～一年檢查一次。

* 肝功能、腎功能、血脂檢查，每個月檢查一次。

定期檢查血糖，並根據血糖含量調整胰島素的用量，這是控制糖尿病的主要方式，也是最可靠的方法。

記錄血糖自我監測日記

每位患者都應有自己的血糖自我監測日記,並養成每天記錄的良好習慣,血糖自我監測的日記內容包括:

- ▶ 測量血糖、尿糖或 HbAlc 值的日期、時間。
- ▶ 血糖、尿糖或 HbAlc 與吃飯的關係,即飯前還是飯後。
- ▶ 血糖或尿糖的結果。
- ▶ 注射胰島素或服口服降糖藥的時間和種類、劑量。
- ▶ 任何影響血糖的因素,如進食的食物種類及分量、運動量、生病情況等。
- ▶ 低血糖症狀出現的時間與藥物、進食或運動的關係,症狀的體驗等。

患者可將上述檢查結果做記錄,並註明檢查日期,同時記錄下自覺症狀、每餐的進食量和熱量、工作活動情況、有無低血糖反應的發生。每次去醫院看病時應帶著你的血糖監測日記,與醫生討論如何調整治療。這些都會成為醫生制訂進一步治療方案的重要參考。

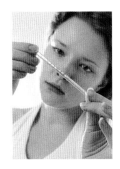

糖尿病的
日常生活保養祕訣

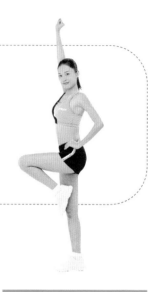

適合糖尿病患者做的運動

練氣功

　　氣功是古代用來修身養性的一種功法，對老年糖尿病患者尤為適宜。它的特點是透過特定的姿勢、呼吸和意念的調練，以實現形體鬆適、呼吸調和、意念恬靜等要求，進而達到靜心寧神、平衡陰陽、調和氣血、疏經活絡、協調臟腑、防病祛病的作用。

> **提示**
>
> 　練氣功的方法只適用於無嚴重併發症患者，如果有併發症如糖尿病伴冠心病者，在練習時要謹慎。練完氣功後，可以活動活動身體，也可配合太極拳、八段錦、慢跑等，則收效更大。

　　在練功時要思想集中，排除雜念，心神入靜，達到所謂穩定安祥的半睡眠狀態，以使身體各部的機能恢復正常的生理狀態。當練呼吸時就意守呼

吸，體會呼吸的柔和、自然、舒適、平穩，達到意氣合一，則易入靜。

　　練完氣功後，不要急於收功，而要講求自然平和，慢慢收功。在練功初期，不要要求過高，有些人雖未達到理想的效果，但實際上也能收到一定療效。

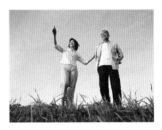

爬山

　　對於糖尿病患者來說，運動療法的目的是提高身體機能，進而提高免疫力，減輕或預防併發症；消耗多餘的熱量，促進消脂，增加對胰島素的敏感性，減少胰島素和口服降糖藥物的用量；促進身體組織對糖的作用，特別是骨骼、肌肉對葡萄糖的攝取利用能力，恢復細胞對糖的吸收，使血糖、血脂下降。所以方法是多種多樣的，其中爬山

提示

　　爬山對糖尿病患者的康復有促進作用，但也要注意一些問題。首先是要注意循序漸進，切不可突然加大運動量和運動強度；第二是要適可而止，不要過度疲勞；第三是最好在爬山前少吃一些食物或在飯後一小時再開始爬山，以免低血糖。

　　如果身體較虛弱、有併發症較重者，應在醫生指導下做輕微的運動。

是一種比較理想的運動方式。

爬山運動可以明顯地提高腰部、腿部的力量以及速度、耐力、身體的協調平衡能力等身體機能，並加強心肺功能，增強抗病能力。

在有一定的體能基礎之下，可以適當拉長運動時間，增加爬山的高度，這樣可以消耗更多的熱量。長期練習可以減脂，促使身體恢復正常。

在爬山的過程中，腿部大肌群參與較規律的運動，且有一定的負荷，可以促進血液循環，使更多的毛細血管張開，加強氧氣交換，促進新陳代謝，使人體對胰島素的敏感程度加強，有利於控制血糖水準。

游泳

游泳是一種適用於大多數糖尿病患者的運動形式。一般認為，第二型糖尿病的肥胖者和血糖值在200～300mg/dl以下的人，以及第一型糖尿病但病情穩定的患者均適宜。

提示

為避免低血糖的發生，可在運動前後監測血糖，如血糖波動幅度較大，運動後血糖小於110mg/dl，可於運動前進食二十克碳水化合物。

游泳最好能長期持續，一定要在飯後半小時～一小時之後進行，不可空腹及睡前游泳。

游泳時以不覺得吃力，或感覺吃力但尚能堅持，游後心律約爲每分鐘一百七十下爲宜；或稍覺疲勞，休息後即可恢復的程度。一定要隨身攜帶糖尿病卡及糖塊、餅乾等，一旦發生低血糖能馬上得到救治。

另外，爲能既達到運動效果又保證患者安全，要預先進行必要的健康檢查，以排除心腦血管疾管患者發生如冠心病，高血壓等其他嚴重併發症。不可盲目進行游泳的運動，以免加重病情或出現危險。最好在醫生的指導下確定游泳的時間和頻率。

散步

爲改善糖尿病患者下肢血液循環不良，散步是國內外最常用的運動，應作爲首選。散步運動強度小，對體質較差的老年糖尿病患者尤其適合。如果能在優美的大自然環境中進行，自然的氣息更有益於身心健康。

提示

對於老年人，包括心血管疾病患者來説，散步是一種非常健康的運動，尤其是飯後散步，簡單易行，不受任何場地、設施的限制。散步既能有效降低血糖，又能交流感情，放鬆身心，可謂一舉數得。

糖尿病的
日常生活保養秘訣

散步時應全身放鬆，眼觀前方，自然而有規律地擺動上肢，每天盡你所能地多做走路運動。每天散步一段時間，大約控制在三十～六十分鐘之間，每天兩次，是糖尿病患者的良方。中老年人以每小時三公里的速度散步一個半～兩小時，身體代謝率會提高百分之四十八，糖分代謝率也會隨之改善。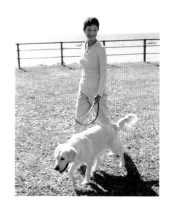

醫療步行是一種對步行距離、速度和坡度有一定要求的步行。例如，每次來回各步行四百～八百公尺，每三～五分鐘走二百公尺，中間休息三分鐘；或來回各步行一公里，用十八分鐘走完一公里，中間休息三～五分鐘；或來回各步行一公里，其中要走一段斜坡，用二十五分鐘走完一公里，中間休息八～十分鐘。

適度的慢跑

慢跑屬中等偏高的運動強度，適合身體條件較好、無

心血管疾病的糖尿病患者，慢跑時要全身放鬆。

對四十歲以上血糖高的人所做的試驗發現，慢跑或快步行走時，胰島素的分泌量會趨於正常。因此，每天慢跑或快步行走半小時既可以防止心血管梗塞，又可以預防糖尿病。

出外旅遊

近幾年，人們在節日假日期間愈來愈熱衷於外出旅遊。對於糖尿病患者來說，外出旅遊不僅可以放鬆身心，使心情舒暢，培養起對生活的信心，還可以降低血糖，增強自身的體質，對病情的控制很有好處。

當然，糖尿病患者外出旅遊，要做好充足的準備，最好有家人陪伴，可適當增加飲食或減少降糖藥物的用量，並隨身攜帶糖果、巧克

提示

糖尿病患者也可結合自己的興趣愛好，因地制宜地選擇適合自己的運動方式。例如住在高樓層的人，可進行爬樓梯運動。活動空間較小的，可以跳繩或原地跑步等方式。此外，體操或球類運動等都可以採用。

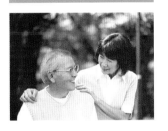

提示

外出旅遊要注意保暖，防止受涼感冒。還要選用寬鬆、舒適、軟底的平底鞋和吸汗性強的棉質襪。經常檢查鞋內有無沙石之類的異物，防止腳部受到損傷而導致糖尿病足。

糖尿病的
日常生活保養祕訣

力等甜食，以防發生低血糖反應。

適合在家做的運動

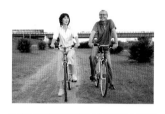

　　平時在家裡，糖尿病患者也可做以下這樣簡單的運動，來維持適當的運動量。

踮腳尖—將手扶在椅背上踮腳尖（左右交替提腳跟）十～十五分鐘。

爬樓梯—上樓梯時，背部要伸直，速度要依體力而定。

坐椅運動—手臂彎曲，兩手叉腰，背部挺直，反覆進行坐下、站起的動作，時間依自己體力而定。

抗衡運動—雙手支撐在牆壁上，雙腳併攏並使上半身微向前傾，以增加肌肉張力，每次支撐十五秒左右，做三～五次。

床上運動—平躺在床上，將雙腿抬高（可用棉被或枕頭將腳部墊高），等雙腿感到發麻時再慢慢坐起來，如此反覆。

　　以上五種運動形式，可任選其一，也可交替進行。

提示

　　運動要適度、運動強度應控制在中等。適當的運動量應是全身出汗，心律在每分鐘一百三十以下，每次持續二十～三十分鐘，然後逐漸延長至一小時。而且運動要全面，要使全身都能得到鍛鍊。

第四章

糖尿病養生食譜

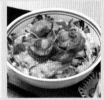

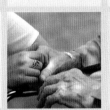

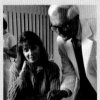

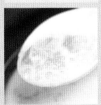

糖尿病
養生食譜

菠菜粥

 作法　菠菜 100 ～ 150 克、米 50 克，煮粥食用。

功效　適用於頻尿，容易疲倦乏力、口乾舌燥的糖尿病患者。容易腹瀉的人不要食用。

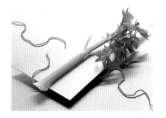

芹菜粥

作法　鮮芹菜 60 ～ 100 克，切碎、米 50 克，煮粥食用。

功效　適用於糖尿病併發高血壓者。

木耳粥

作法　黑木耳 30 克、米 50 克、紅棗 3 顆。先侵泡木耳，將米、紅棗煮熟後，加入木耳一起煮。

功效　適用於糖尿病血管病變者。

蘿蔔粥

作法 新鮮白蘿蔔適量、米 50 克，煮粥服用。

功效 適用於糖尿病痰氣鬱結者。

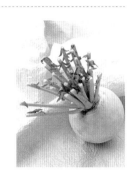

山藥粥

作法 生山藥 60 克、米 50 克，先把米煮成粥，山藥搗成糊，稍微炒熟，用湯匙揉碎，放入粥內食用。

功效 適用於糖尿病脾腎氣虛、腹酸乏力、大便稀薄者。

槐花粥

作法 乾槐花 30 克或新鮮槐花 50 克、米 50 克，一起煮成粥。

功效 適用於糖尿病併發高血壓、中風患者。槐花可擴張冠狀動脈，防治動脈硬化，常服用有預防中風的作用。

糖尿病
養生食譜

←

菊花粥

作法 秋菊烘乾研成細末，先將 50 克的米煮成粥，調入菊花末 10 克，煮滾之後即可服用。

功效 適用於糖尿病雙目乾澀、視物昏花者。

←

葛根粉粥

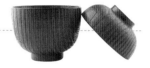

作法 葛根粉 30 克，米 50 克，一起煮成粥。

功效 適用於老年糖尿病患者，或伴有高血壓、冠心病者。葛根含黃酮類，具有解熱、降血脂、降血壓、降血糖等作用。

←

生地黃粥

作法 鮮生地 150 克，洗淨搗爛取汁，先煮米 50 克爲粥，再加入生地汁，稍煮服用。

功效 適用於消渴症狀明顯、臉色暗沉或蒼白、腹瀉、性功能障礙的糖尿病患者。

杞子粥

作法 枸杞子 15 ～ 20 克，米 50 克，煮粥服用。

功效 適用於頻尿、容易疲倦乏力、口乾舌燥的糖尿病患者。

天花粉粥

作法 天花粉 30 克，溫水浸泡兩小時，加水 300 毫升，煮至 200 毫升，加入米 50 克煮成粥服用。

功效 適用於糖尿病口渴症狀明顯者。糖尿病的孕婦禁用。

韭菜粥

作法 韭菜 10 克炒熟，加入米 50 克，煮成粥服用。

功效 適用於糖尿病性功能障礙、陽萎的病人。

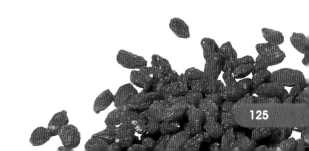

糖尿病
養生食譜

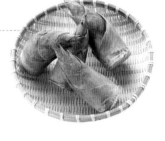

筍米粥

作法 鮮竹筍 1 個，米 100 克。將鮮
竹筍脫皮切片，與米同煮成粥。

功效 可清熱、潤肺、利濕，適用於糖尿病患者，也適用於
久瀉、久痢、脫肛等症。

清蒸茶鯽魚

作法 鯽魚 500 克，綠茶適量。將鯽魚去鰓、內臟，洗淨，
魚肚裝滿綠茶，放盤中，上蒸鍋清蒸，熟透即可。

功效 補虛、止煩消渴。適用於糖尿病口渴、多飲不止以及
熱病傷陰之症。

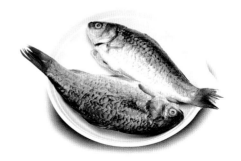

土茯苓豬骨湯

作法 豬脊骨 500 克，土茯苓 50 ～ 100 克。將豬脊骨加適量水熬煮，拿出豬骨，去除浮油，放入土茯苓，再熬煮一會兒即可。

功效 健脾氣、利濕、補陰益髓。

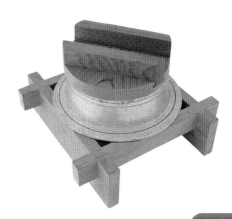

山藥燉豬肚

作法 豬肚、山藥適量。先將豬肚煮熟，再放入山藥同燉至爛，稍加鹽調味。

功效 滋養肺腎，適用於消渴多尿。

國家圖書館出版品預行編目資料

輕鬆駕馭糖尿病：血糖控制不卡關，你就
　是自己的控糖好幫手 / 王慧剛編著；
　-- 初版. -- 新北市：世茂, 2015.05
　　面；　公分. --（生活保健室；C75）
全彩大字版
ISBN 978-986-5779-73-3（平裝）

1.糖尿病　2.保健常識

415.668　　　　　　　　　　104003857

生活保健室 C75

輕鬆駕馭糖尿病：血糖控制不卡關，你就是自己的控糖好幫手

編　　著／王慧剛
主　　編／陳文君
責任編輯／李芸
封面設計／艸云設計
出 版 者／世茂出版有限公司
負 責 人／簡泰雄
地　　址／（231）新北市新店區民生路 19 號 5 樓
電　　話／（02）2218-3277
傳　　真／（02）2218-3239（訂書專線）
　　　　　（02）2218-7539
劃撥帳號／19911841
戶　　名／世茂出版有限公司　單次郵購總金額未滿 500 元（含），請加 50 元掛號費
世茂網站／www.coolbooks.com.tw
排版製版／辰皓國際出版製作有限公司
印　　刷／祥新印刷股份有限公司
初版一刷／2015 年 5 月

ＩＳＢＮ／978-986-5779-73-3
定　　價／260 元

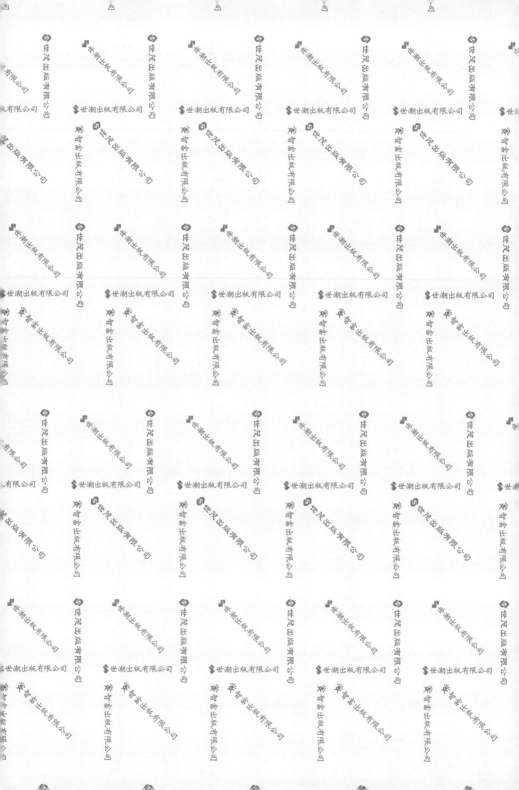

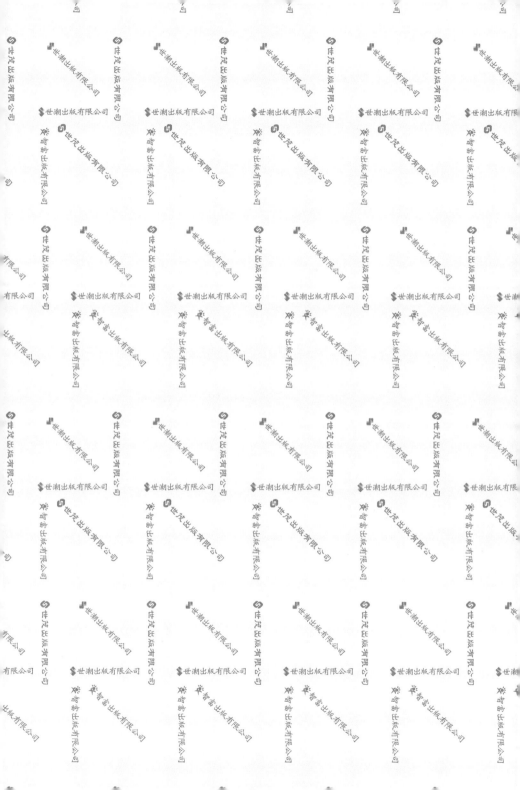